DES
PARALYSIES

CHEZ

LES CHORÉIQUES

PAR

Gustave OLLIVE

Docteur en médecine de la Faculté de Paris,
Interne des hôpitaux de Paris et du service d'accouchements
de l'hôpital Saint-Louis,
Ancien interne des hôpitaux de Nantes,
Aide de clinique à l'École de médecine de Nantes,
Lauréat de la même École (Premiers prix 1874 et 1876),
Membre titulaire de la Société clinique de Paris,
Membre de la Société anatomo-pathologique de Nantes.

PARIS

A. DELAHAYE, et E. LECROSNIER, LIBRAIRES-ÉDITEURS

2, Place de l'École-de-médecine

1883

DES
PARALYSIES

CHEZ

LES CHORÉIQUES

PAR

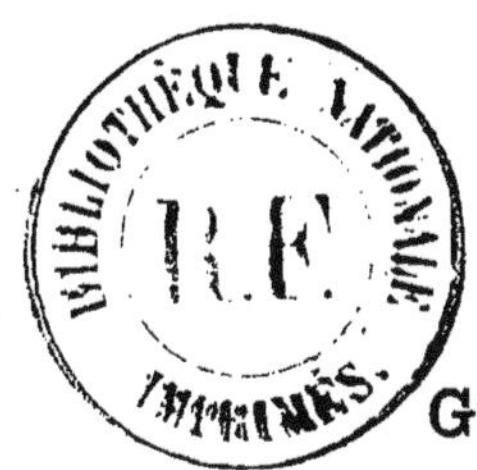

Gustave OLLIVE

Docteur en médecine de la Faculté de Paris,
Interne des hôpitaux de Paris et du service d'accouchements
de l'hôpital Saint-Louis,
Ancien interne des hôpitaux de Nantes,
Aide de clinique à l'École de médecine de Nantes,
Lauréat de la même École (Premiers prix 1874 et 1876),
Membre titulaire de la Société clinique de Paris,
Membre de la Société anatomo-pathologique de Nantes.

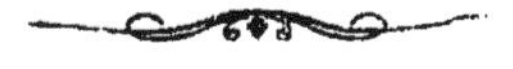

PARIS

A. DELAHAYE, et E. LECROSNIER, LIBRAIRES-ÉDITEURS

2, Place de l'École-de-médecine.

1883

Id 85

640

A LA MÉMOIRE DE MON PÈRE

A MON EXCELLENTE MÈRE

Ollive.

A MON PRÉSIDENT DE THÈSE ET A MON MAITRE

M. LE PROFESSEUR LABOULBÈNE

Membre de l'Académie de médecine,
Médecin de l'hôpital de la Charité,
Officier de la Légion d'honneur.
(Internat, 1882.)

A M. LE DOCTEUR MALHERBE

Professeur à l'Ecole de médecine de Nantes,
Médecin en chef de l'Hôtel-Dieu.

A MES MAITRES DANS LES HÔPITAUX DE PARIS

M. Jules SIMON

Médecin de l'hôpital des Enfants-malades.
(Externat, 1879).

M. SIMONET

Médecin de l'hôpital du Midi.
(Internat, 1880).

M. Th. ANGER

Chirurgien de l'hôpital Cochin.
(Internat, 1880).

M. SEVESTRE

Médecin de l'hôpital Saint-Antoine.
(Internat, 1881).

M. PORAK

Accoucheur de l'hôpital Saint-Louis
(Internat, 1883).

A MES MAITRES DANS LES HOPITAUX ET A L'ECOLE DE MÉDECINE DE NANTES

DES

PARALYSIES CHEZ LES CHORÉIQUES

INTRODUCTION.

Au mois de juin 1882 nous avions l'honneur de remplacer notre excellent et regretté ami, le docteur A. Lebreton, que la maladie qui devait bientôt l'emporter tenait déjà éloigné de sa clientèle, lorsque nous eûmes l'occasion d'être appelé auprès d'une enfant de trois ans, présentant une affection dont le diagnostic resta assez longtemps incertain.

Il s'agissait d'un état parétique allant chaque jour en s'accentuant davantage, sans fièvre, sans modification notable de l'état général, l'enfant paraissant du reste conserver les apparences de la santé. Les uns voulaient y voir un début de méningite tuberculeuse, les autres une forme anomale de paralysie infantile, d'autres un simple état congestif de la moelle sous une influence palustre; enfin il fallut recourir à la profonde expérience clinique du Dr Archambault.

·Le regretté médecin de l'hôpital des Enfants posa le diagnostic de *chorée molle*, tout en portant un pronostic favorable, que l'issue de la maladie devait d'ailleurs justifier. Nous ferons tout de suite ressortir ici quelle a été la difficulté du diagnostic et aussi quelle a été la bénignité du pronostic.

Quoi qu'il en fût ce fait était nouveau pour nous ; aussi après avoir vainement recherché dans les auteurs classiques l'énoncé de faits semblables nous avons pensé faire de cette forme de chorée le sujet de notre thèse inaugurale. Mais bientôt nous nous sommes convaincu que les cas absolument semblables à celui dont nous avions été témoins étaient très rares, et que de plus ils confinaient à d'autres ayant avec eux des points nombreux de similitude. Il était donc nécessaire d'étendre en le complétant le cadre de notre travail.

Comme nous le montrerons bientôt, la littérature médicale de notre pays est très pauvre en observations de ce genre, et il nous a fallu surtout recourir aux auteurs anglais ou américains pour constituer notre bibliographie, et trouver des observations pour appuyer notre description clinique.

Mais avant d'aller plus loin nous nous sommes demandé quel titre il convenait de donner à notre thèse. La plupart des cliniciens anglais donnent à ces cas dans lesquels on observe des paralysies plus ou moins complètes, plus ou moins étendues, le nom de *paralysie choréique ou de chorée paralytique* (paralytic chorea) et enfin celui de *chorée molle* (limp chorea) à ceux dans lesquels l'état paralytique est complet.

Il nous a semblé que ce titre pouvait faire confondre

ces paralysies qu'on observe chez les choréiques avec les chorées que l'on voit survenir chez les hémiplégiques, et qui ont été si bien étudiées par Raymond; aussi, suivant en cela le conseil du professeur Charcot, nous intitulons notre thèse *Des paralysies chez les choréiques*, et nous comprenons dans cette étude tous les troubles paralytiques, quelle que soit leur intensité ou leur localisation, que l'on peut observer dans le cours de la chorée.

Pour que ce travail fût complet il faudrait, nous le savons, ajouter à l'étude des symptômes cliniques, que nous nous proposons d'exposer ici, celle de la pathogénie de l'affection. Mais s'il est une question pleine d'obscurité, c'est certainement celle de la pathogénie de la chorée, ou mieux des chorées ; aussi n'aborderons-nous point un sujet dans lequel nous chercherions vainement à faire la lumière, et nous bornerons notre travail à l'exposition des faits cliniques, réservant pour plus tard peut-être une étude de la pathogénie de ces paralysies.

Qu'il nous soit permis d'exprimer ici à tous nos maîtres nos remerciements et notre gratitude pour les excellents conseils qu'ils nous ont toujours donnés, et la bienveillance qu'ils n'ont cessé de nous témoigner. Que nos maîtres dans les hôpitaux de Paris, MM. les docteurs Laboulbène, Sevestre, Simonnet, Th. Anger, Jules Simon, Porak et Rendu, que nos maîtres dans les hôpitaux et à l'école de médecine de Nantes veuillent bien accepter tout l'hommage de notre reconnaissance.

PRÉLIMINAIRES. — HISTORIQUE.

Montrer comment naît et se développe une question médicale, comment les faits cliniques ajoutés les uns aux autres viennent contribuer à parfaire l'étude d'une maladie ou tout au moins d'une variété de l'affection, dire enfin quels sont les auteurs qui ont les premiers mis en lumière les faits dont on s'occupe, ceux qui ont apporté quelques nouveaux documents à la question, voilà certainement quel doit être dans tout travail didactique le premier point sur lequel nous devons attirer l'attention.

Si nous cherchons à faire l'historique des paralysies chez les choréiques, notre tâche se trouve bien simplifiée. La plupart des auteurs écrivant sur la chorée ont signalé des faits de paralysie plus ou moins complète, mais aucun ne paraît avoir fait faire un progrès à la question ; on semble n'attacher à ces sortes de paralysie qu'une médiocre importance.

Nous avons recherché dans les monographies sur la chorée, dans les traités didactiques de pathologie médicale ou de clinique, dans les traités spéciaux sur les maladies du système nerveux, tous les passages se rapportant à la question qui nous occupe, et c'est le résultat de ces recherches que nous exposerons dans ce chapitre.

Dans un livre récent sur les maladies du système nerveux (1), Samuel Wilks parlant de la paralysie choréique s'exprime de la manière suivante : « La relation entre les mouvements irréguliers et la faiblesse musculaire est bien marquée dans le cas de chorée. Dans cette maladie il n'y a pas seulement le mouvement constant de la jambe, mais il est proportionnellement faible, au point que souvent il arrive que le mouvement peut cesser tandis que la faiblesse reste, et on a alors une *paralysie choréique*. Il est important d'en faire le diagnostic, parce qu'un enfant peut venir à vous pour la première fois avec un affaiblissement de la jambe et sans aucun symptôme de chorée, et cependant cette maladie est la cause première de la paralysie et c'est ce qu'il faut reconnaître pour la traiter. — Non seulement c'est une jambe qui est atteinte, mais le corps tout entier; vous pouvez avoir assez fréquemment un cas difficile de chorée à traiter, où, dans le cours de deux ou trois semaines, tous les mouvements cessent, mais à l'expiration de ce temps l'enfant est incapable de se tenir debout ou même de sortir du lit. Toutefois le plus souvent arrive une rapide guérison.

Je crois que ce fut Todd, ajoute Wilks, qui le premier attira l'attention sur la paralysie choréique, quoiqu'elle ait été probablement toujours connue.

Todd (2), dans un chapitre intitulé *Hémiplégie*

(1) Lectures on diseases of the nervous system, p. 203.
(2) Clinical lectures on paralysis, by Robert Bentley Todd. London, 1856, p. 312.

choréique, expose les faits comme il suit : « Je vous dirai maintenant quelques mots de l'hémiplégie qui est associée à la chorée. Dans une grande proportion des cas de chorée, ainsi que je vous l'ai souvent fait remarquer les mouvements choréiques sont plus marqués d un côté que de l'autre, et quelquefois même ils sont limités à un seul côté; l'enfant est affecté d'hémiplégie. Quand dans un pareil cas les mouvements choréiques cessent, les malades restent paralysés des membres qui étaient avant le siège des mouvements choréiques. — Ce phénomène ressemble maintenant sur beaucoup de points à une hémiplégie par lésion cérébrale. Mais je crois que vous observerez généralement les caractères de différence qui suivent :

1° Vous trouverez souvent la face non atteinte ou, si elle l'est, elle l'est peu.

2° Il n'y a aucune paralysie de la langue, mais elle est plus ou moins portée en avant avec une incoordination caractéristique.

3° Les jambes paralysées font percevoir même à un très faible degré les mouvements choréiques. »

Ici Todd rapporte trois observations qui portent dans son traité les numéros 64, 65 et 66, et que nous reproduisons plus loin (observations I, II, III), puis il ajoute ensuite : Il est inutile de multiplier les cas de ce genre. Ils se rencontrent journellement dans la pratique hospitalière sous une forme plus ou moins parfaite. — Les cas que je vous ai rapportés peuvent être regardés comme des types parfaits de cette paralysie.

Cette forme d'hémiplégie est sujette à être confondue avec celle que l'on rencontre quelquefois chez les enfants ayant des lésions tuberculeuses du cerveau, et d'autant mieux que cette dernière forme est très apte à commencer par des mouvements de projection des bras et de la jambe ou des deux à la fois. Ces deux conditions sont à distinguer par l'absence, dans la forme tuberculeuse, de symptômes bien nets de chorée et de mouvements spéciaux de la langue, par l'existence en général de douleur de tête, et de la diathèse scrofuleuse, par plus ou moins de troubles constitutionnels : vomissement, fièvre, debilité générale, et quelquefois par la présence de convulsions générales.

Maintenant, vous demandez quel est l'état des nerfs et des centres nerveux dont dépend l'hémiplégie choréique ? Je réponds qu'il y a une grande analogie avec celui que j'ai bien décrit en parlant de l'hémiplégie épileptique. La chorée étant due à un trouble de nutrition d'une partie du cerveau en connexion intime avec le centre de volition, la cause troublante peut agir exclusivement sur un côté du cerveau, ou elle peut plus sur l'un que sur l'autre. L'effet de ce trouble se manifeste d'abord par un état irritatif, créant les mouvements choréiques, et passe tôt ou tard à un état d'épuisement ou de paralysie.

Les occasions de faire des nécropsies après la chorée, et spécialement dans la forme partielle dont je me suis occupé, sont extrêmement rares. — Je n'en ai pas un seul cas dans ma propre expérience. Dans une pareille occasion, les diverses parties du cerveau constituant le centre de volition ou celui de l'émotion, les corpuscules quadrijumeaux ou la partie supérieure du mésocéphale, devraient être examinées avec le plus grand soin, et il est à souhaiter que l'on précise la lésion spéciale de la partie opposée au côté atteint. »

Todd semble donc avoir fait le premier une bonne description de la paralysie chez les choréiques et il a même essayé d'en faire l'anatomie pathologique et la pathogénie. Plus loin, nous verrons ce qu'il faut penser de la comparaison qu'il établit avec les hémiplégies passagères des épileptiques.

Trousseau, qui n'a laissé dans l'ombre aucun fait clinique, consacre dans ses leçons sur la chorée un paragraphe important à la paralysie.

« Il est un phénomène également propre à cette espèce de chorée : c'est la *paralysie*, accident qui ne manque à peu près presque jamais. Cette paralysie occupe les membres les plus affectés de mouvements choréiques ; ainsi, le bras le plus agité de convulsions est celui dans lequel la force musculaire est le plus diminuée. L'enfant se plaint souvent que ce bras est plus lourd que l'autre. La jambe la plus malade est aussi celle qui supporte moins bien le poids du corps, et que le patient traîne le plus en marchant. Cette coïncidence d'une agitation convulsive est d'autant plus inexplicable que la paralysie est aussi mobile que l'affection choréique à laquelle elle se lie. Ainsi, lorsque la chorée a primitivement frappé plus spécialement un côté du corps et que, de ce côté, la paralysie a été le plus prononcé, si les accidents convulsifs deviennent prédominants de l'autre côté, cet autre côté sera, à son tour, le plus paralysé.

Cette paralysie, qui disparaît d'ailleurs presque toujours, et se guérit en même temps que cesse et se guérit l'agitation convulsive, peut, en quelques cas, persister après la guérison de la chorée et être compliquée de l'atrophie des muscles qui ont été le plus atteints, constituant alors une infirmité plus ou moins durable. Dans quelques cas plus rares encore, les accidents paralytiques (je ne parle pas seulement d'un affaiblissement de la force musculaire, mais de véritables paralysies) précèdent les manifestations des phénomènes convulsifs. »

Ici, le professeur Trousseau rapporte une observavation que nous relaterons plus loin, et qui est un bon exemple de paralysie choréique.

Les traités de pathologie interne de Niemeyer, de Grisolle, de M. le professeur Jaccoud, ne mentionnent point les paralysies dans la chorée. Les articles du Dictionnaire de médecine et de chirurgie pratique, celui plus récent du Dictionnaire encyclopédique, ne font aucune mention des faits qui nous occupent, et c'est le même silence dans les traités de Hammond et de Grasset. Rosenthal dit avoir observé une fois des parésies passagères des membres dans la chorée.

D'après Picot et Despine, la maladie se complique dans quelques cas de phénomènes paralytiques ; ce sont le plus souvent des paralysies incomplètes et passagères qui affectent le membre le plus fortement atteint par la chorée et, plus rarement, tout un côté du corps.

Dans le Traité des névroses que vient de rééditer le Dr Huchard, la paralysie des choréiques est mentionnée dans le paragraphe suivant :

« A ce désordre des mouvements, s'ajoute presque toujours un certain *affaiblissement* de la motilité dans le bras et la jambe d'un côté du corps, une sorte d'hémiplégie incomplète, comme il existe également une prédominance des mouvements anormaux dans un côté du corps, sorte d'hémichorée incomplète dans laquelle les mouvements ne sont pas exactement limités à un côté, comme pour l'hémichorée præ ou post-hémiplégique. — Dans la grande majorité des cas, c'est le côté gauche qui est le siège de cette demi-paralysie ; d'autres fois, celle-ci occupe le bras d'un côté et la jambe du côté opposé.

Il arrive quelquefois que l'affaiblissement musculaire est hors de proportion et contraste singulièrement avec l'intensité des convulsions choréiques. West a, à ces chorées, donné le nom de *limp chorea*, de chorée molle. »

Ouvrons donc les leçons cliniques de Ch. West et à l'article chorée nous verrons ce qu'a écrit sous le titre de Chorée paralytique le médecin anglais.

« La violence des mouvements épuise nécessairement beaucoup la puissance musculaire, mais il y a des cas de chorée dans lesquels cet affaiblissement est de prime abord tout à fait hors de proportion avec l'intensité des mouvements choréiques. Nous donnons à ces sortes de chorées, à l'hôpital des Enfants, le nom de *chorée molle* (*limp chorea*), très bonne désignation que leur a appliquée un de nos chirurgiens, et qui les caractérise aussi bien que le terme plus scientifique de *chorée paralytique*.

Suit une observation que nous rapportons plus loin (obs. IV), et le Dr West ajoute : « Les cas comme celui-ci ne sont pas rares, le plus souvent moins graves, mais quelquefois plus encore; et j'ai vu pendant quelques jours une perte des forces aussi complète que dans la paralysie diphthérique; mais la force musculaire n'est jamais perdue d'une manière permanente, bien que, quelquefois, elle soit très longue à se retrouver. Dans certains cas aussi, les mouvements involontaires ont été assez légers pour ne pas attirer l'attention des parents, et, l'affection étant partielle, on regarde comme paralysé l'enfant qui traîne une jambe ou qui se sert d'un bras d'une manière imparfaite et avec difficulté; dans ce cas, son état cause une anxiété considérable et sans motifs. »

Nous avons eu l'honneur de voir à Londres le Dr West, qui, avec une bienveillance dont nous ne saurions trop le remercier, a bien voulu nous communiquer des notes dont nous aurons occasion de faire profit dans ce travail.

Poursuivant nos recherches dans les livres classiques, nous arrivons à un des plus récents, aux leçons de la clinique infantile publiées par le Dr Cadet de Gassicourt. Le savant médecin de l'hôpital Trousseau a vu plusieurs fois soit dans son service hospitalier, soit dans la consultation toujours si remplie, des cas de parésies consécutives à la chorée et, d'ailleurs, voilà ce que nous lisons dans ses leçons.

« J'attire votre attention sur cette parésie ; elle n'est pas rare dans le cours de la chorée et elle persiste plus souvent même qu'on ne l'a dit, alors que toute in-coordination des mouvements a disparu. Vous avez vu fréquemment des enfants qui venaient à notre consultation avec une parésie marquée d'un côté du corps et qui, depuis quelques jours et même plus, étaient sortis de nos salles parfaitement guéris de la danse de Saint-Guy. Les parents inquiets nous interrogeaient sur la possibilité d'une paralysie commençante et je leur répondais que la guérison était certaine. C'est que, en effet, si l'affaiblissement musculaire est un phénomène fréquent dans le cours de la chorée, et même après sa disparition, je n'ai jamais observé une paralysie incurable succédant à la chorée. Trousseau dit, il est vrai, que la paralysie peut, en quelques cas, être compliquée de l'atrophie des muscles qui ont été le plus atteints, constituant alors une infirmité plus ou moins durable. Je ne sais si par ces mots un peu vagues il entend dire que la paralysie, ou, pour être plus exact, l'atrophie musculaire peut persister indéfiniment. Quant à moi, j'ai toujours vu, après un temps plus ou moins long, qui ne m'a jamais paru dépasser six semaines à deux mois, la parésie disparaître complète-ment, même quand il s'agissait d'une seconde ou d'une troisième récidive de chorée. »

Au congrès de l'Association médicale britannique, tenu à Cambridge le 10 août 1880, le Dr Gowers fai-

sait une importante communication sur la chorée paralytique ; il en retraçait le tableau, en faisait aussi le
diagnostic et le pronostic. Nous ne pouvons mieux faire
que de citer l'article paru dans le British medical Journal, avec observations à l'appui.

Le but de cet article est d'attirer l'attention sur une
variété de la chorée quelquefois difficile à diagnosti-
quer. Dans un cas ordinaire et bien tranché de chorée, on reconnaît, en général, trois symptômes :

1° Mouvements spontanés ;

2° Incoordination des mouvements voulus ;

3° Faiblesse musculaire.

Ces trois symptômes ne gardent pas toujours les
mêmes proportions d'intensité relative ; chacun d'eux
peut trancher sur les autres au point de donner un aspect tout spécial à la maladie. Dans la forme que je
vais décrire, la faiblesse musculaire prédomine tellement sur les deux autres symptômes qu'elle donne un
caractère spécial à la maladie. — Les spasmes musculaires et l'incoordination sont tellement affaiblis qu'ils
semblent ne pas exister.

Suivent cinq observations que nous reproduisons
plus loin (obs. X, XI, XII, XIII, XIV), puis le D' Gowers
ajoute en terminant : Ces différents cas parlent d'eux-
mêmes et il est à peine utile que j'indique les points
saillants. L'âge où la maladie se montre est celui où la
chorée est le plus commune, c'est-à-dire de 7 à 15 ans.

Règle générale, c'est seulement la perte graduelle
de l'usage d'un bras qui attire l'attention des personnes qui entourent le jeune malade. Dans quelques

cas, l'on remarque dès le commencement que les objets s'échappent et tombent des mains, ce qui est bien caractéristique du manque de contrôle musculaire qui existe dans la chorée. Dans des cas rares, des spasmes cloniques légers se montrent d'abord dans le bras atteint et disparaissent ensuite. La perte de force peut être très grande et réelle, ou bien elle peut être bien moindre qu'on ne le croirait à voir l'inertie du membre.

Dans ces cas, il y a plutôt inaction que paralysie. La maladie n'atteint d'ordinaire qu'un seul bras, il n'y a pas de faiblesse hémiplégique; pas de paralysie de la face, de la langue ou de la jambe. Les deux bras peuvent être atteints, mais l'un des deux est toujours plus faible que l'autre. Si l'on veille avec soin et longtemps, l'on ne manque pas, règle générale, de découvrir quelques petits mouvements choréiques de temps à autre, même dans le bras le plus faible, mais souvent d'une façon plus tranchée dans l'autre bras, qui est moins faible, ou même fort. Quelquefois l'on constate aussi de légères contractions cloniques dans les jambes. La maladie peut disparaître sans que les mouvements choréiformes soient jamais plus tranchés que cela. Souvent, cependant, ces mouvements choréiformes se remontrent plus tard, et ils peuvent même devenir plus marqués au fur et à mesure que la force des bras augmente.

Toutes les fois qu'un enfant de cet âge est atteint d'une perte de force graduelle des bras et n'offre aucun signe de parésie du côté de la face, de la langue ou de la jambe, la maladie, dans mon opinion, est la chorée.

Si l'on soupçonne la nature du cas que l'on observe, on ne manquera pas à la fin de découvrir, dans le bras affaibli ou dans l'autre, le signe important des mouvements spasmodiques occasionnels.

La durée de ces paralysies choréiques est souvent fort longue ; et comme les mouvements choréiques peuvent aller en augmentant tandis que la faiblesse diminue, les personnes de l'entourage du malade croient souvent qu'il va plus mal au lieu de s'améliorer. Je n'ai jamais vu cette forme dégénérer en chorée générale grave.

Nous avons jusqu'ici omis, mais à dessein, de citer les recherhces que nous avons faites dans l'importante monographie de Bouteille sur la chorée. De cet ouvrage fait avec toute la consciencieuse minutie que mettaient les médecins du commencement de ce siècle à édifier l'histoire d'une maladie sur de nombreuses observations, nous pouvons détacher le passage suivant :

« Il a échappé à Sydenham une erreur notable, lorsqu'il dit que la *chorée est une esvèce de convulsion* ; l'autorité de ce médecin est bien faite pour inspirer du respect à la vérité ; mais lorsqu'une erreur d'opinion peut avoir quelque influence dangereuse sur la pratique médicale, *amicus mihi Plato, magis amica veritas.*

En effet, j'ai déjà en partie laissé préjuger mon opinion sur la nature de la chorée essentielle, et je fournirai des preuves dans mon ouvrage, que cette maladie est une *espèce d'hémiplégie,* et par conséquent une affection qui tient plus de la paralysie que de la convulsion ; car le côté lésé offre des chairs molles, flasques,

où le ressort des fibres paraît dans un relâchement total.
On s'assure que cette partie a perdu toute sa vigueur
naturelle, par la facilité avec laquelle elle se dessaisit
des objets, et par l'impossibilité dans laquelle sont les
malades de presser la main que vous leur présentez.

Une autorité bien respectable en faveur de cette opinion est celle du professeur Pinel qui, à la *classe des
névroses* (genre XXIII des paralysies), fait la première variété de l'espèce simple de ce genre sous le
nom de *paralysie incomplète du tremblement* ou danse
de St-Guy, qu'il appelle un *effort faible ou inutile pour
la contraction*, et à l'article où il traite de cette maladie
il dit : *cette maladie a de l'analogie avec les convulsions
d'un côté et avec la paralysie de l'autre.*

Stoll a rapproché aussi la danse de St-Guy de la
paralysie, fondé sur ce qu'un premier degré de paralysie est la débilité des mouvements volontaires.

Bouteille cite une observation dans laquelle l'affaiblissement latéral avait précédé l'apparition de la
danse de St-Guy, et il pense que celle-ci, étant survenue
après l'affaiblissement ataxique du coté droit, doit être
regardée comme l'effet subséquent de cette hémiplégie. Il se croit en droit de dire que la chorée n'est
point une espèce de convulsion, puisque le relâchement et la faiblesse des parties les plus affectées de
ces mouvements désordonnés, annoncent une affection
qui tient plus de la paralysie que de la convulsion.

L'exposé que nous venons de faire, paraîtra peut-
être un peu long, mais aucune monograghie n'ayant
encore été faite sur les paralysies chez les choréiques

nous avons tenu à bien montrer quel est actuellement l'état de la question. Si un grand nombre de médecins ont signalé ces paralysies, un plus grand nombre encore paraît les avoir méconnues, et depuis Todd qui consacre quelques pages de son livre à cette question, personne depuis lors ne leur a donné un tel développement.

Nous avons pu montrer ainsi par cette revue combien cette question était plus fréquemment traitée par les auteurs anglais ou américains et c'est à eux que nous avons été obligé de prendre le plus grand nombre de nos observations.

SYMPTOMES

L'affaiblissement musculaire est la règle dans la chorée. Tous les auteurs qui se sont occupés de cette maladie, tous les médecins des hopitaux d'enfants sont d'accord sur ce point, mais ce n'est que bien rarement que l'on a occasion d'observer de véritables paralysies. Aussi notre tâche se trouve-t-elle plus difficile lorsqu'il nous faut décrire les symptômes des paralysies chez les choréiques, n'en ayant observé personnellement qu'un seul exemple, les observations que nous avons pu recueillir dans les divers auteurs étant trop courtes et souvent incomplètes, d'autres enfin remontant à une époque où l'examen des maladies nerveuses n'avait pas encore acquis l'exactitude et la précision qu'on y apporte actuellement.

Les troubles paralytiques dans la chorée peuvent apparaître à toutes les époques de la névrose. Ils peuvent la précéder et dominant toute la scène symptomatique donner lieu à la maladie désignée sous le nom de *chorée molle* (limp chorea des auteurs anglais) ; ils peuvent apparaître dans le cours de la chorée, après avoir été précédés des mouvements d'incoordination qui réapparaissent dès que la paralysie s'atténue ou disparaît ; ils peuvent enfin ne se trouver que comme phénomènes ultimes de la maladie.

Il résulte de là que nous avons à décrire trois

formes de la paralysie dans la chorée, ou plutôt trois modes de début, car une fois la paralysie établie, quelle que soit la période de la maladie ou elle apparaît, ses symptômes sont les mêmes.

PARALYSIE PRÉCÉDANT LES MOUVEMENTS CHORÉIQUES; CHORÉE MOLLE. — *Prodromes*. — Les phènomènes qui prédominent au début sont ceux que l'on peut observer également dans la chorée vulgaire, ce sont des troubles psychiques et des modifications de l'état général. L'enfant qui était gai, enjoué, devient triste et maussade ; il s'irrite, sa mémoire s'affaiblit, son intelligence semble moins vive. Au lieu de ce redoublement d'affections que nous pouvons observer dans certaines maladies, l'enfant devient brusque et sauvage, il est inquiet, effrayé, pleure ou crie pour la chose la plus insignifiante. Tous ces symptômes étaient très marqués chez la petite malade que nous avons observée.

Bientôt vont se montrer les troubles paralytiques. Tantôt ce sont les bras qui sont les premiers atteints, tantôt les membres inférieurs, quelquefois enfin tous les muscles paraissent intéressés en même temps. Tout d'abord l'enfant semble faire des faux pas, il est inhabile à marcher, inhabile aussi à se servir de ses mains qui sont devenues plus faibles, puis bientôt il y a une véritable titubation, et même l'enfant cherche un objet, un meuble sur lequel il puisse aller promptement s'appuyer. Tient-il un objet entre les mains, il lui échappe bientôt ; il n'est pas jusqu'à la tête qui, moins bien soutenue par les muscles de la nuque et du cou, semble vacillante. Que tous ces symptomes paralytiques s'accentuent encore davantage et l'enfant se trouve obligé de rester au lit presque immobile.

Période d'état. — Chez la petite malade dont le professeur Charcot nous a communiqué l'observation, la paralysie était tellement complète que l'enfant se trouvait réduit à la plus stricte immobilité ; les membres étaient inertes et tout à fait flasques. Un état aussi accusé de paralysie est rare, croyons-nous, et ce n'est pas ce que nous avons observé chez notre petite malade, ce n'est pas non plus ce que nous apprennent les observations que nous avons recueillies ailleurs. Du reste dans la plupart des cas un examen très attentif du malade permet de découvrir de légers mouvements choréiques qui, au premier abord, passent inaperçus. Si les membres inférieurs sont trop faibles pour pouvoir soutenir le malade, ils peuvent cependant, lorsque l'enfant est couché, exécuter quelques mouvements.

Les *réflexes tendineux* sont abolis ; chez notre petite malade nous les avons recherchés, ils n'existaient pas, il en était de même chez celle qu'a observée le professeur Charcot. Dans les autres observations on n'a malheureusement pas noté ce signe si important des des affections du système nerveux.

La sensibilité est conservée dans presque tous les cas. Il n'y a pas de *troubles trophiques*, ni éruptions cutanées, ni atrophie musculaire ; s'il y a un peu d'amaigrissement des membres ce n'est que par le fait de leur immobilité et ils reviennent bientôt à l'état normal ; il n'y a pas d'abaissement de la température.

Si les *troubles de la phonation* ne sont pas constants, ils sont au moins fréquents, l'enfant fait quelquefois d'inutiles efforts pour parler, ce qui augmente encore son impatience habituelle.

Il n'y a rien d'anormal du coté des *organes des sens* et nous devons aussi dire que les symptômes sont rares du côté des nerfs craniens, cependant M. Charcot a observé une chorée qui a débuté par une hémiplégie totale.

Marche. — Durée. — Terminaison. — La marche de la paralysie du début de la chorée n'est pas facile à préciser et il en est de même de la durée. Chez notre petite malade cette durée a été relativement courte, car au bout de cinq semaines elle avait recouvré l'usage de ses membres. Quant à la terminaison, elle peut se faire de deux manières : ou bien la paralysie, à peine traversée par des mouvements choréiques presque imperceptibles, constitue toute la maladie en en occupant toute la durée, c'est la *chorée molle* proprement dite, ou bien les mouvements choréiques apparaîtront pour s'accentuer au fur et à mesure que la force augmentera dans les membres atteints, et nous n'aurons plus alors devant nous que la chorée vulgaire avec ses mouvements incoordonnés.

Paralysie dans le cours de la chorée. — Chez un petit malade atteint de mouvements choréiques depuis un temps plus au moins long on peut voir survenir des paralysies. Si la chorée est généralisée, la paralysie peut l'être aussi ; mais le plus souvent c'est à une hémiplégie et mieux encore à une monoplégie que font place les mouvements choréiques.

Peu à peu dans un bras, souvent le bras gauche (sans que rien puisse d'ailleurs expliquer cette localisation plus particulièrement notée), les mouvements choréiques deviennent moins étendus et moins fréquents et en même temps le membre s'affaiblit pour bientôt devenir complètement inerte. Mais cette paralysie est rarement complète, car il n'est guère de cas dans lesquels un examen bien attentif ne puisse faire découvrir de très légers mouvements dans le bras parésié, et de plus ils existent toujours dans le reste du corps. Cette paralysie peut durer un temps très variable, que rien ne peut nous permettre de préciser, puis la force revient dans ce membre paralysé, et en même temps qu'elle, apparaissent les mouvements choréiques s'accentuant au fur et à mesure que la force elle-même augmente, puis tout rentre dans l'ordre ou plutôt dans le désordre de la chorée.

A cette forme hémiplégique, respectant le plus souvent la face, à cette forme monoplégique, nous pouvons ajouter la forme paraplégique. Ici les mouvements cessent dans les membres inférieurs qui deviennent incapables de soutenir le petit malade pendant que les désordres choréiques continuent dans les membres supérieurs.

La paralysie du larynx est rare, mais elle est cependant plus fréquente encore que celle du voile du palais que nous ne voyons notée qu'une seule fois dans nos observations.

Paralysie terminant la chorée. — Cette troisième forme est peut-être la plus fréquente, mais d'après ce que nous avons dit à propos des deux formes précédentes, notre tâche ici se trouve simplifiée, car la paralysie offre toujours les mêmes caractères.

Nous insisterons toutefois sur le mode d'apparition de cette paralysie. Tantôt l'invasion peut être brusque ; le petit choréique de la veille est le paralysé du lendemain. Aux contorsions a succédé la flaccidité complète de tous les membres, mais quelquefois aussi un côté seul est atteint, ou encore l'enfant est paraplégique ; tantôt au contraire un bras est atteint tout d'abord, puis la paralysie envahit le corps tout entier, tantôt enfin c'est une monoplégie. La durée de ces paralysies est souvent fort longue ; la chorée paraît avoir épuisé toute la force du malade, et cependant il ne semble pas que l'intensité des mouvements puisse provoquer plus particulièrement la paralysie.

En parlant des diverses formes de paralysie dans la chorée nous avons omis de dire que l'état général reste toujours bon, il n'y a point d'élévation de la température, ni de fréquence plus grande du pouls ; rien enfin qui puisse révéler un état inflammatoire. Disons aussi que les fonctions s'accomplissent normalement, que rien ne s'observe du côté de la vessie ou du restum.

En terminant l'exposé symptomatique des paralysies

chez les choréiques nous ne saurions trop exprimer le regret de n'avoir pas eu l'occasion de faire de fré-quentes observations personnelles. C'est en nous basant le plus possible sur celles qu'on a bien voulu nous communiquer, ou que nous sommes allés chercher dans les ouvrages anglais ou dans les publications périodiques que nous avons essayer de donner l'expression clinique, qui nous a semblé la plus vraie.

DIAGNOSTIC.

Nous avons vu en exposant les symptômes des paralysies chez les choréiques qu'ils pouvaient revêtir trois
formes, se montrant au début, dans le cours ou à la
fin de la chorée. — Si le médecin a été témoin des
mouvements choréiques il lui sera facile d'établir la
relation entre eux et la paralysie ; mais si l'enfant lui
est amené soit paralysé d'emblée, soit ne fournissant
que des détails très incomplets sur son état antérieur,
le diagnostic se trouvera plus compliqué. Aussi devons
nous passer en revue les diverses paralysies qui peuvent se montrer chez l'enfant, et en particulier celles
qui par leur durée ou leur intensité méritent de fixer
plus particulièrement l'attention.

Méningite tuberculeuse. — Les troubles moteurs
que présentaient les malades qui font le sujet de nos
observations offrent des analogies très marquées avec
les paralysies que l'on voit survenir dans la méningite
tuberculeuse, et si certains auteurs ont pu dire que le
diagnostic de cette dernière affection était facile grâce
à l'ensemble et à la succession régulière des phénomènes multiples qu'elle présente, le plus grand nombre
des cliniciens savent quelles difficultés et quelles dé-
ceptions ils ont rencontrées quand ils se sont trouvés
en face des manifestations méningées de la diathèse

tuberculeuse. Aussi n'est-il point étonnant que l'attention du médecin étant toujours tenue en éveil de ce côté, il ne rattache à cette affection, grave s'il en est, des troubles paralytiques dépendant d'un état beaucoup moins sérieux, mais aussi plus rare et moins connu. L'enfant choréique en effet peut présenter au moment de l'examen une sorte de dépression et même de délire dû soit à l'épuisement nerveux à la suite des mouvements exagérés, soit aux troubles psychiques et intellectuels que l'on observe si souvent dans la chorée; de plus il peut persister dans certains groupes musculaires des mouvements involontaires; la sensibilité peut être émoussée au niveau des parties privées de mouvements.

Si l'on s'enquiert auprès des parents des phénomènes qui ont précédé la paralysie, ils peuvent avoir observé une phase prodromique que l'on rencontre souvent dans la chorée, caractérisée par des changements dans le caractère, dans les facultés intellectuelles de l'enfant; puis ils décrivent plus ou moins exactement les mouvements convulsifs, l'excitation cérébrale du début, et alors devant cet ensemble de phénomènes on peut croire soit à une méningite tuberculeuse arrivée à cette période de transition ou d'oscillation dans laquelle ses troubles d'excitation initiale font place peu à peu en s'entremêlant avec eux aux phénomènes paralytiques et comateux qui doivent emporter le malade; ou bien encore à cette forme asthénique et irrégulière de la méningite tuberculeuse secondaire se montrant chez les enfants atteints de tuberculisation des organes thoraciques ou abdominaux.

Pour arriver à reconnaître l'origine choréique des troubles moteurs il faut faire le diagnostic par exclusion et montrer que le malade ne présente pas un ensemble de symptômes suffisant par leur succession, leur durée, leur intensité, pour caractériser une méningite tuberculeuse.

D'abord s'il y a eu une période prodromique le plus souvent les premiers phénomènes sont moins accentués ; l'intelligence est moins vive, la mémoire s'affaiblit ; d'enjoué l'enfant devient maussade, brusque, et on n'observe point ce redoublement d'affection qu'on voit dans la méningite tuberculeuse. Enfin on n'a point constaté cet amaigrissement apyrétique, ni les vomissements d'origine cérébrale qui sont d'une importance si considérable.

Lorsque les phénomènes paralytiques sont apparus ils n'ont point été précédés de cette douleur de tête continue, gravative, avec exacerbation faisant redouter le bruit et la lumière, s'accompagnant des cris hydrencéphaliques. Les troubles sensitifs sont peu marqués et même nuls ; on n'observe point de rétraction de l'abdomen avec vomissements et constipation. Si le pouls est ralenti il n'est point inégal et irrégulier, et surtout comparé à la température il ne constitue pas le phénomène d'une fièvre dissociée, car le thermomètre ne présente point les élévations plus ou moins accentuées de la méningite tuberculeuse.

Les troubles moteurs de la chorée qui ont précédé

la paralysie ne présentent pas les caractères des mouvements convulsifs de la méningite qui se montrent sous forme de secousses en s'accompagnant souvent de contractures pouvant envahir tous les membres ; mais ils laissent intacts les muscles de l'œil, pas de strabisme, pas de diplopie et surtout pas d'inégalité des pupilles. De plus, lorsque la paralysie survient chez l'enfant choréique elle ne présente point ces allures fugitives, irrégulières des paralysies méningitiques quittant un point pour reparaître sur un autre et n'étant presque jamais complètes. Enfin l'aphasie qui est un symptôme presque constant des méningites, comme l'a montré M. Rendu, n'est jamais bien marquée chez le petit malade atteint de paralysie choréique. On pourrait rechercher un complément à ces éléments de diagnostic dans l'usage de l'ophthalmoscope qui permet dans certains cas de constater la stase des veines de la rétine et l'œdème pupillaire et surtout les tubercules de la choroïde, lésions inconstantes de la méningite tuberculeuse, mais que jamais n'amène la chorée.

Outre ces signes différentiels on doit encore interroger les antécédents personnels du malade et le plus souvent au lieu de tuberculeux ce seront des parents rhumatisants ou choréiques qu'on trouvera. Enfin le petit malade aura peut-être été déjà atteint de chorée, ou de rhumatisme aigu, laissant quelquefois une lésion cardiaque.

Paralysie des maladies aiguës. — Lorsqu'un en-

fant nous est amené présentant des accidents paralytiques, on doit toujours se demander s'il n'a pas été
antérieurement atteint d'une maladie grave. La thèse
de Landouzy a bien fixé cette question des paralysies
consécutives aux maladies aiguës, on pourrait dire aux
maladies générales.

Nous avons vu en exposant les symptômes des paralysies chez les choréiques que le plus souvent il était
possible de découvrir par une minutieuse attention de
légers mouvements choréiques, soit dans le membre
paralysé, soit dans celui du coté opposé ; leur existence
ferait donc immédiatement écarter l'idée de paralysie
consécutive à une maladie générale.

Enfin, à part de rares exceptions, la maladie qui a
déterminé dans sa convalescence une paralysie, a été
assez sérieuse pour attirer l'attention des parents, et
en les interrogeant il est facile d'être éclairé sur la
cause de la perte de la motilité.

Les *paralysies consécutives à la diphthérie* occupent
le plus souvent à leur début le voile du palais, et les
observations de chorée paralytique que nous avons
relatées ne font qu'une seule fois mention de cette paralysie pharyngée. Encore était-ce dans le cours d'une
chorée compliquée de rhumatisme articulaire aigu. De
plus, les muscles de l'œil sont souvent atteints à la
suite de la diphthérie, jamais dans la chorée. Mais
si la paralysie débutait par les membres nous n'aurions
pour nous fixer sur sa nature que l'interrogatoire du
petit malade, et de ses parents, et peut-être aussi l'état
général qu'une maladie antérieure aura pu atteindre

plus ou moins profondément. Enfin l'examen du cœur, les antécédents du malade nous apprendront si nous avons affaire à un rhumatisant, et par conséquent à un malade sous l'imminence d'une chorée.

Dans la convalescence de *la fièvre typhoïde* on peut observer une forme de parésie incomplète ressemblant assez à celle qu'offre la paralysie des choréiques. Mais il y a alors une atrophie musculaire amenée par la maladie aiguë, et des troubles de la sensibilité qu'on n'observe point dans l'affection qui nous occupe.

Enfin à la suite de la fièvre typhoïde on peut voir survenir des paralysies localisées et même des tremblements. Ces paralysies localisées, accompagnées le plus souvent d'atrophie, se reconnaissent facilement par l'étude des antécédents. Quant aux tremblements ils ont bien plutôt le caractère de ceux de la sclérose en plaques ou de la maladie de Parkinson, que celui de la chorée.

Les fièvres éruptives, si fréquentes chez l'enfant, peuvent aussi s'accompagner de paralysie. Si l'on a affaire à *la variole*, maladie qui met pour ainsi dire son sceau sur le sujet, le diagnostic de la paralysie sera facile, mais il n'en est pas de même pour la rougeole ou la scarlatine.

Dans *la rougeole*, la paralysie est rare, et plus rare encore dans *la scarlatine*. Les antécédents et la marche des accidents mettront rapidement sur la voie d'un diagnostic certain.

Les paralysies du *rhumatisme articulaire aigu* méritent de fixer notre attention plus que les autres. Nous

savons les liens qui unissent la chorée aux manifestations de la diathèse rhumatismale, et nous devons nous
demander si la paralysie que nous aurons observée est
plutôt sous la dépendance de la fluxion rhumatismale
que sous celle de la chorée. Mais les paralysies du
rhumatisme offrent une mobilité que l'on ne constate
point dans celles de la chorée ; pour ces dernières,
nous avons vu combien longue était leur durée, combien aussi elles mettaient de temps à s'établir d'une façon définitive.

Les paralysies du rhumatisme, a dit Landouzy dans
sa thèse d'agrégation : « C'est un feu de paille qui
s'allume et, n'étaient les cardiopathies, s'éteint sans
laisser de ruines. » C'est donc grâce à la soudaineté de
leur apparition, à celle de leur disparition, et aussi à
leur alternance avec les manifestations articulaires,
qu'on reconnaîtra les paralysies rhumatismales. Si
elles persistaient, il faudrait alors rechercher leur
cause dans une lésion cérébrale qu'expliqueraient alors
des altérations valvulaires graves. Par ce rapide exposé, nous pouvons voir combien ces paralysies rhumatismales diffèrent de celles que l'on peut observer
chez un choréique, soit au début, soit dans le cours ou
à la fin de sa chorée.

PARALYSIE INFANTILE. — Voilà certainement une
des affections les plus fréquentes de l'enfance, et aussi
de celle qui, par la rigueur du pronostic, mérite plus
particulièrement de fixer notre attention.

Confondra-t-on la paralysie des choréiques avec la

paralysie infantile ? Nous croyons que les symptômes de cette dernière maladie et que son diagnostic sont devenus aujourd'hui tellement connus des praticiens, qu'il ne sera pas possible de se méprendre sur sa nature.

Que voyons-nous se passer dans la paralysie infantile ? Voici, esquissé à grands traits, le tableau clinique du petit enfant frappé de myélite des cornes antérieures : Tout à coup, sans signes prodromiques, souvent au milieu de la nuit, l'enfant est pris de fièvre intense, la face est congestionnée, quelquefois il y a des convulsions ; puis l'enfant paraît paralysé de tous ses membres qui retombent inertes sur le lit si l'on vient à les soulever. Enfin cet orage s'apaise, l'enfant semble reprendre l'usage de ses membres, mais l'un d'eux, une des jambes reste paralysée. La température y est plus basse, l'atrophie ne tarde pas à se montrer, la contractilité faradique est abolie, et, comme résultat final, des déviations, des atrophies qui vont faire de notre petit malade un infirme. Combien est différent le tableau d'une paralysie plus ou moins limitée chez un choréique. C'est le plus souvent lentement que cette paralysie s'est établie (et il est bien entendu que nous ne voulons parler ici que des paralysies précédant l'apparition des mouvements incoordonnés), puis, peu à peu, elle s'est étendue, n'occupant d'abord qu'un membre, puis revêtant quelquefois la forme hémiplégique. Il n'y a point de fièvre. Enfin, n'oublions pas que presque toujours un examen bien attentif fera découvrir de légers mouvements. Ajoutons que les suites sont bien différentes de

celles de la paralysie infantile, puisque, presque jamais,
on n'observe de perte de contractilité faradique, d'atrophie ou d'abaissement de température. Puis apparaîtront sans doute les mouvements choréiques quand ils
n'auront pas précédé la paralysie.

CHORÉE PARALYTIQUE (*chorée post-hémiplégique*).
— Au début de notre travail, nous avons bien établi
que nous réservions pour les paralysies de la chorée
le nom de *paralysie chez les choréiques*, pour ne pas les
confondre avec ces troubles des mouvements consécutifs à une lésion cérébrale, soit à une atrophie d'un
hémisphère, soit à une hémorrhagie ou à une tumeur.
— Ces lésions sont plutôt l'apanage de l'âge adulte
ou mieux encore des vieillards, mais on peut les ren-
contrer chez l'enfant, ainsi qu'en fait preuve l'observation que nous empruntons à la clinique du Dr Janeway, de New-York.

Mais, ici, on trouve presque toujours des accidents
cérébraux graves qui ont précédé l'apparition des mouvements choréiques, et ceux-ci ne sont que consécutifs
à une paralysie. Mais, que cette paralysie existe, on
voit survenir, à l'occasion d'un mouvement volontaire,
ou même spontanément, de petits mouvements qui
pourraient en imposer pour la chorée essentielle. Mais
répétons encore combien cette variété de chorée paralytique est rare chez l'enfant, et qu'il est toujours nécessaire de rechercher dans les antécédents de notre
petit malade l'attaque qui aura été la cause de la paralysie, et partant de la chorée.

Observation. — Chorée paralytique.

(Extraite des cliniques du Dr Janeway. New-York, 10 mai 1879.
In Philadelphia med. Times).

Messieurs, notre première malade est une petite fille de neuf ans, dont, d'après mes renseignements, les antécédents de famille sont bons. Il y a trois ans elle eut une attaque de convulsion qui ne paraît pas avoir été suivie de fièvre éruptive, comme une scarlatine ou une rougeole. Il est important que nous remontions aux causes de cette convulsion s'il est possible, et en faisant quelques recherches plus précises je trouve qu'elle doit être probablement attribuée à une des deux causes suivantes : l'irritation produite par un aliment indigeste ou bien un refroidissement. La mère me raconte que avant l'attaque l'enfant a mangé une grande quantité de pois verts, au point qu'avant l'apparition de la convulsion elle eut des vomissements.

Quand nous poursuivons nos investigations nous établissons que tout le côté droit de l'enfant fut paralysé, mais la face ne parut pas participer à la paralysie. Depuis plus de deux mois elle a recouvré l'usage de ses membres, et vous voyez qu'actuellement l'enfant est en parfaite santé, mais si on lui enjoint de saisir un objet, on voit la main droite animée des mouvements si caractéristiques de la chorée ; cependant, il n'y a pas de rigidité musculaire comme on l'observe si souvent.

En somme, nous avons affaire à une chorrée paralytique, et il est probable qu'elle est sous la dépendance d'une lésion cérébrale laissée par l'attaque convulsive que j'ai précédemment décrite. Un tel cas n'est guère susceptible de guérison et nous nous bornerons à conseiller à la mère l'emploi de l'électricité et de la strychnine.

PARALYSIE PSEUDO-HYPERTROPHIQUE. — Nous ne faisons que signaler la possibilité d'une erreur de diagnostic de la paralysie des choréiques avec la paralysie pseudo-hypertrophique, qui, par le volume des masses musculaires, par la localisation des lésions, est facilement reconnaissable.

Paralysie du mal de Pott. — C'est le plus souvent à une paraplégie que donne lieu la compression de la moelle qu'entraîne le mal de Pott. Aussi, toutes les fois que cette forme de la paralysie se présentera au médecin, son attention sera-t-elle attirée du côté de la colonne vertébrale, ou à défaut de gibbosité, ou de saillie d'une vertèbre, on pourra déterminer une douleur par la pression sur les points malades. — Enfin, fréquemment, cette paralysie a été précédée de contractures, de crampes ou de fourmillements qui constituent un élément important de diagnostic, car on ne les trouve point dans la chorée. Ajoutons aussi que l'exagération du reflexe rotulien, la trépidation épileptoïde, se voient là ou chez les choréiques paralysés tout reflexe a disparu.

Paralysie post-épileptoïde transitoire. — Bravais, le premier peut-être, avait décrit dans sa thèse (*de l'épilepsie hémiplégique*, 1827) ces troubles paralytiques que l'on voit survenir à la suite d'un accès d'épilepsie. Todd décrit l'hémiplégie des épileptiques et s'exprime ainsi : « Un malade a une attaque de nature manifestement épileptique, au sortir de laquelle il est hémiplégique ; généralement le côté paralysé est celui qui a été seul convulsé ou qui l'a été plus violemment que l'autre. Cependant, la paralysie peut se montrer dans les cas où les convulsions ont été égales des deux côtés. La paralysie persiste plus ou moins longtemps ; sa durée varie à peu près de quelques minutes ou de quelques heure à trois ou quatre jours et même davantage. Elle disparaît alors ou va s'améliorant jusqu'a ce qu'une nouvelle attaque d'épilepsie ramène la même série de phénomènes. »

A l'appui de ces propositions, Todd cite une dizaine d'exemples, mais nous nous bornerons à mentionner le premier, parce qu'il a rapport à un enfant, et qu'il se rapporte, par conséquent, mieux à notre sujet.

Observation LII du traité de Todd.

Un bon exemple de cette paralysie des épileptiques s'est rencontré dans la salle Sutherland, en février dernier (1853). Voici les points principaux de l'observation : Jonnathan Wosley, âgé de dix ans, a eu des convulsions au moment de sa dentition ; depuis lors il a été bien portant jusqu'à la fin de 1852, quatre mois avant son admission. Il eut alors sa première attaque, qui vint sans cause apparente : il paraît que les convulsions furent égales des deux côtés. Dans toutes les attaques suivantes la convulsion a été limitée au côté droit, et après chacune d'elles, le malade était nettement hémiplégique avec relâchement des muscles du même côté. Il y avait seulement paralysie du mouvement, et elle n'était pas complète, il restait un faible pouvoir de contraction.

Les attaques de cet enfant étaient de courte durée, ne dépassant guère quatre ou cinq minutes, et le coma consécutif était aussi très court. Les intervalles entre chaque attaque étaient très sensibles, mais quelquefois il en avait huit par jour. Traitement tonique.

Voilà, certes, un exemple bien net de paralysie post-épileptoïde, quoique la durée de la perte du mouvement soit fort courte. Mais que cette durée soit, comme cela paraît possible d'après Todd, de plusieurs jours et on aura une paralysie sans fièvre comme c'est le cas pour celle de la chorée, sans perte de la sensibilité, sans atrophie. Puis, bientôt, tout rentrera dans l'ordre et cette courte durée sera le signe de la paralysie des épileptiques, qui a, d'ailleurs, succédé à l'attaque sans avoir eu les prodromes relativement longs de celle des choréiques.

PARALYSIE HYSTÉRIQUE. — L'hystérie est rare avant l'âge de 14 ou 15 ans, et, à cet âge, la chorée essentielle devient une affection rare ayant plutôt son maximum de 7 à 12 ans. Cependant, le diagnostic de la paralysie hystérique doit être établie chaque fois que l'on a affaire à des fillettes étant sur la limite des deux affections : hystérie ou chorée.

La paralysie hystérique est bien rarement une des premières manifestations de la névrose, qui aura déjà éveillé l'attention du médecin ou celle des parents de la malade en portant son action sur d'autres appareils, en troublant d'autres fonctions. Mais que la malade ait eu des mouvements choréiformes, et nous voyons la difficulté du diagnostic apparaître plus grande encore. Toutefois, la chorée hystérique ne présente point d'incoordination au même degré que la chorée essentielle. Les mouvements de la première sont remarquables par leur régularité, leur faible amplitude; les oscillations sont brèves, rapides, se font dans le même sens. Aussi suivant les caractères de ces mouvements, suivant leur ressemblance avec tel ou tel acte, on a

donné les noms de chorée salutatoire, malléatoire, etc.
Ce sera là qu'il faudra chercher les éléments d'un diagnostic, que les caractères objectifs de la paralysie seraient peut-être incapables de fournir.

PARALYSIES TRAUMATIQUES. — Sous ce titre, nous
rangeons toutes les paralysies transitoires que l'on
peut observer chez les enfants à la suite d'un traumatisme atteignant soit directement, soit indirectement,
la contractilité musculaire.

Chassaignac a décrit et donné le nom de *paralysie
douloureuse des jeunes enfants*, ou mieux de *torpeur
musculaire*, à un état particulier des membres, le plus
souvent du bras, succédant à un tiraillement ou à une
pression un peu forte exercée sur les masses musculaires. Dans ces cas, l'enfant est dans l'impossibilité
de faire un mouvement avec le membre qui a été lésé,
et l'examen des parties molles ou du squelette ne révèle
aucune trace de traumatisme. Quelques jours après,
tout a disparu. Il n'est guère possible de confondre
cet état de *torpeur musculaire* avec l'état paralytique
de la chorée débutant par le bras et *s'y limitant;* car,
dès que la paralysie prend la forme hémiplégique, on
doit immédiatement abandonner l'idée d'une paralysie
traumatique. Mais en interrogeant le petit malade, en
interrogeant les personnes chargées de le surveiller,
on peut remonter à la cause, et enfin la paralysie des
choréiques est indolente, tandis qu'il n'en est point de
même de la paralysie décrite par Chassaignac. Il n'en
sera pas de même non plus, lorsqu'il y aura une lésion

du squelette, *luxation ou fracture*, déterminant toujours une douleur soit spontanée, soit provoquée, capable de fixer immédiatement l'attention du médecin.

Il est à peine besoin de signaler les claudications, les faiblesses musculaires simulant des paralysies partielles que peut entraîner la coxalgie, et qu'un examen même rapide permet de reconnaître.

Sous le nom de pseudo–paralysie syphilitique, M. le profeur Parrot a décrit une affection qui se montre chez des sujets trop jeunes pour que le parallèle puisse être fait avec ce que l'on rencontre chez les choréiques.

PARALYSIE MÉDICAMENTEUSE. — Notre maître, le Dr Alb. Robin, nous a dit avoir observé, alors qu'il était l'interne du professeur Parrot, une paralysie complète chez un enfant choréique, à qui l'on avait administré des doses un peu élevées de bromure de potassium. Ce cas, dont nous regrettons ne pas posséder l'observation, nous indique qu'il faut se mettre en garde contre ces paralysies qui pourraient faire errer le diagnostic, et s'informer du traitement suivi par le malade. Quoi qu'il en soit, ces paralysies ne doivent être qu'éphémères et disparaître dès que l'élimination du médicament est complète.

PRONOSTIC.

Porter un pronostic est toujours un des actes les plus importants de la pratique médicale, et ici, en particulier, le médecin se trouve devant des parents que la paralysie partielle ou généralisée, dont leur enfant est atteint, inquiète au plus haut degré.

Heureusement, le pronostic est des plus consolants.

Que l'on ait affaire à une paralysie marquant le début d'une chorée, que cette paralysie soit au contraire apparue dans le cours ou à la fin de la névrose, on peut toujours dire que l'enfant guérira.

Dans tous les cas que nous avons pu recueillir, dans celui dont nous avons été témoin, la guérison a été obtenue, mais dans un temps plus ou moins long, il est vrai.

Est-il possible de pronostiquer la durée de la paralysie?

Nous ne le croyons pas, et cependant il faut surtout tenir compte de l'état général du sujet, car plus la débilité est grande, plus la chorée a été longue et intense, plus la paralysie semble être tenace.

Mais, en résumé, ces *paralysies guérissent toujours*.

TRAITEMENT.

Quel traitement doit-on faire suivre au petit malade qui est atteint d'une paralysie choréique ?

Nous ne pouvons nous adresser ici aux médicaments calmants ou hyposthénisants, et il est bien certain qu'il ne viendra à aucun médecin l'idée de faire prendre au paralysé des doses de bromure de potassium, d'hydrate de chloral ou encore de tartre stibié.

La petite malade que nous avons vue avec le Dr Archambault a pris dès le début la liqueur de Fowler, et le traitement arsenical paraît avoir eu en ce cas une réelle efficacité. Très facile à doser, la liqueur de Fowler, dont deux gouttes représentent un milligramme d'acide arsénieux, doit être donnée à doses successivement croissantes, en commençant par deux gouttes, pour augmenter d'une goutte par jour. Ainsi administré, l'acide arsénieux ne provoque ni vomissements, ni diarrhée, la tolérance est vite établie, et de plus la dose peut en être portée jusqu'à 25 et même 30 gouttes par jour.

Les observations que nous avons recueillies dans les auteurs anglais mentionnent assez fréquemment l'usage de la strychnine, sans d'ailleurs fournir des détails sur la façon dont le médicament est supporté par le malade, et sans nous en montrer de bien heureux résultats.

La strychnine a eu son temps de vogue, surtout lorsqu'elle était recommandée par un clinicien et un thérapeutiste comme Trousseau; Moynier, dans sa thèse, a publié de nombreuses observations destinées à montrer l'heureuse influence de ce médicament. D'après lui, la strychnine agirait comme tonique et tétanisant, exerçant une action avantageuse sur les voies digestives, et par contre-coup sur l'état général; de plus, augmentant le pouvoir réflexe de la moelle. Toutes ces propriétés sembleraient parfaitement convenir dans les cas de paralysie chez les choréiques. Mais on est revenu sur l'enthousiasme des premiers temps, et aujourd'hui on tend à ne plus prescrire l'usage de la strychnine. Il est vrai que c'est un médicament des plus difficiles à manier, dont il faut redouter l'accumulation; mais on peut cependant le prescrire, soit sous forme de granules d'un milligramme, soit en employant le sirop de Trousseau, qui contient 5 centigrammes de sulfate de strychnine pour 100 grammes de sirop, et alors commencer par deux ou trois cuillerées à café par jour.

On a employé la faradisation, et nous croyons bon d'y recourir lorsque la paralysie est limitée à un membre; mais que la paralysie affecte tout un côté ou à plus forte raison qu'elle soit générale, et l'emploi de l'électricité devient impossible. Cependant, pour juger ce mode de traitement, il faudrait de plus nombreuses observations.

Enfin, nous arrivons à une médication qui a l'approbation de tous les médecins d'enfants pour les cas de paralysie chez les choréiques. Si nous ne croyons pas

que la paralysie soit le fait de l'affaiblissement produit
par la maladie, on est tout au moins en droit de penser
et de recourir aux ferrugineux et à l'hydrothérapie.

Par l'observation que nous a communiquée le professeur Charcot, nous voyons que dans un cas de
chorée molle, bien caractérisée, ce savant médecin n'a
pas hésité à recourir à l'emploi du drap mouillé, pres-
crivant, dès que la chose serait possible, les douches
froides, et cet exemple devra être imité dans la plupart
des cas.

Enfin, l'usage des ferrugineux, l'emploi d'une alimentation réparatrice, une bonne hygiène, viendront
compléter le traitement. Il faudra aussi faire exécuter
aux membres parésiés des mouvements, dès qu'ils
seront possibles.

Pour nous résumer, nous dirons : si la paralysie survient au début de la chorée, traitement arsenical; si
elle survient dans le cours ou à la fin de la maladie,
plutôt recourir à une médication tonique.

OBSERVATIONS

Observation I.

**Hémiplégie gauche dans le cours de la chorée.
(Extraite du traité de Todd). (Obs. 64.)**

Un garçon de 9 ans me fut amené en décembre 1848, avec des signes bien nets d'hémiplégie gauche ; il traînait la jambe et avait une très grande faiblesse du bras ; les muscles étaient en résolution. La face était très peu paralysée, il projetait la langue par poussées choréïques. J'appris qu'il avait été atteint de chorée affectant surtout le côté gauche pendant quelques semaines. Les mouvements choréïques existaient encore mais à un très faible degré.

Le malade fut traité par le citrate de fer, les douches froides, la gymnastique, et au bout de huit jours il était presque bien. Il se rétablit parfaitement.

Observation II.

**Hémiplégie droite dans le cours d'une chorée. Guérison.
(Obs. 65, de Todd).**

Charlotte Platev, jeune servante, chlorotique, était admise salle Auguste, le 8 novembre 1854, avec des symptômes très accentués de chorée occupant le côté droit du corps seulement. Ni la malade, ni ses amis ne peuvent assigner une cause à l'attaque, si ce n'est peut-être que son travail journalier avait été très pénible et qu'elle se nourrissait très-mal. Les règles apparaissaient régulièrement, mais elle avait souffert de leucorrhée pendant les six mois qui precédèrent son admission à l'hôpital.

Elle n'était entrée à l'hôpital que depuis un jour ou deux,

lorsque les mouvements choréïques disparurent tout à coup, mais laissant après eux une paralysie musculaire du côté droit du corps. Son état fut retracé par mon assistant, M. Teale, de la façon suivante : « La chorée semble en grande partie avoir disparu, mais a laissé après elle une hémiplégie droite ; il y a à peine une agitation des muscles de la face ou de la langue, mais en marchant elle paraît maladroite de son pied droit ; le bras du même côté est paralysé, la prise avec la main droite est très faible et elle a une grande difficulté pour prendre une épingle ; elle se plaint de l'engourdissement du bras droit, de la main et des épaules, mais point de la jambe ni du pied droits. »

Le traitement auquel cette malade a été soumise était de nature tonique, consistant en une alimentation généreuse ; en même temps elle prenait de petites doses de fer, trois fois par jour. Sous cette influence la santé générale se renouvela graduellement et l'hémiplégie disparut rapidement ; de telle sorte que, le 16 décembre, cinq semaines après son admission à l'hôpital elle était guérie et avait recouvré le complet usage de ses membres.

Je dois mentionner, en rapport avec ce cas, que la patiente fut, au début du traitement, soumise chaque matin à des lotions froides, mais vous trouverez en pratique que la première application de l'eau froide a produit une frayeur très grande et qu'il paraissait impossible d'y recourir de nouveau.

OBSERVATION III.

**Hémiplégie durant trois jours dans le cours de la chorée.
Guérison.**

(Observation 66 de Todd).

Un autre cas qui jette un nouveau jour sur cette forme d'hémiplégie est celui d'un petit garçon, nommé Henry Windred qui fut admis à l'hôpital le 8 octobre 1852.

Cet enfant, âgé de 5 ans, avait toujours joui d'une bonne santé, lorsqu'il fut pris, 12 mois avant son admission à l'hôpital, *d'un mouvement de tremblement des deux bras*, d'après ce que raconte sa mère, mais sans que les jambes fussent atteintes de la même manière ou sans que cela fût apparent.

Ces tremblements continuèrent trois mois sans amélioration ou aggravation, quand un matin, pendant sa toilette, il devint hémiplégique du côté droit, la paralysie n'étant accompagnée d'aucune perte de connaissance.

Deux ou trois jours après cette attaque, les muscles du côté droit du corps furent pris de mouvements irréguliers de projection de chorée et cet état se produisit sous mes yeux.

Traité par une médication réparatrice l'enfant se rétablit graduellement, les mouvements choréïques deviennent de moins en moins forts et il recupéra peu à peu l'usage des muscles du côté droit et sortit guéri le 17 novembre, cinq semaines après son admission.

OBSERVATION IV.

Chorée molle.

(Observation extraite des leçons cliniques de Ch. West.)

En janvier 1872, une petite fille d'un tempérament excitable, qui avait eu pendant trois semaines de légères contractions dans les membres, lesquelles étaient devenues plus marquées depuis six semaines, à la suite d'une frayeur soudaine, fut admise à l'hôpital des Enfants. Les mouvements qui avaient ainsi augmenté brusquement avaient de nouveau diminué ; mais, en dépit de cette amélioration apparente, l'enfant s'était trouvée dans l'impossibilité de plus en plus prononcée de s'aider elle-même et, à la fin, ne pouvait plus ni se tenir debout, ni manger seule, ni même parler.

L'enfant était en bonnes chairs, mais restait couchée dans son lit comme un jeune chien, ne pouvant s'aider en rien et transpirant d'une manière profuse ; incapable de s'asseoir dans son lit, de prendre ses aliments ; et même, lorsqu'on avait placé des aliments dans sa bouche, ils en ressortaient souvent. La pression qu'exerçait sa main était si faible qu'on la sentait à peine ; elle ne pouvait tirer la langue que pour un instant ; le pouls était à 120, faible, très irrégulier, et il y avait, par instant, une prolongation du premier bruit du cœur. Pendant une quinzaine son état resta presque stationnaire ; on ne pouvait pas précisément dire quelle fût aphone, car elle essayait de former des sons avec ses lèvres ; mais il ne sortait qu'un très léger murmure, et habituellement elle était sans voix. Son état s'améliora par degrés très lents, pendant l'emploi de la noix vomique et peut-être sous son influence, ce que je ne puis dire; après dix semaines, elle sortit marchant très lentement, d'une manière calme, et à la campagne elle retrouva ses forces.

OBSERVATION V.

Chorée molle. Paralysie totale. Guérison.

(Communiquée par le professeur Charcot).

La petite X... alors âgée d'une douzaine d'années, vue en 1879 avec le D\u02b3 Leven. Elle sortait d'avoir une chorée assez intense avec endocardite. — Mais le fait étrange était une paralysie des quatre membres, telle que l'enfant ne pouvait se tenir debout, à peine lever les bras en l'air, et que, sur un canapé, sa tête retombait inerte. Tous les membres flasques, pas d'atrophie, pas de traces d'anesthésie ou de raideur, pas de réflexes tendineux.

Malgré l'endocardite, j'ai conseillé les linges mouillés, après cela l'hydrothérapie, aussitôt que la marche fut redevenue possible; guérison complète, mais la petite malade a succombé deux ou trois ans après à la maladie du cœur.

OBSERVATION VI.

Chorée. — Hémiparésie cérébrale prodomique,

(Communiquée par le professeur Charcot).

A la fin d'octobre 1881 la petite L..., âgée de 5 ans, fut prise d'hémiparésie des membres inférieurs et supérieurs avec *participation de la face* (parésie du facial inférieur), et légère déviation de la bouche du côté opposé. La langue tirée du côté paralysé; des mouvements choréiformes dans le membre supérieur droit et même quelquefois la langue tirée involontairement.

Début progressif par des céphalées.

La question à se poser était de savoir si c'était de l'hémichorée, malgré la prédominance de la paralysie prodromique,

Ollive.   4

malgré là participation de la face à la parésie simulant une hémiplégie cérébrale. Malgré tout cela j'ai conclu à la chorée simple.

L'âge était aussi une anomalie, car cette enfant était plus jeune que les choréiques ordinaires.

On ne sait rien des suites de l'affection.

Observation VII (Personnelle).

Chorée chez une enfant de 2 ans 1/2, avec prédominance des phénomènes paralytiques. — Guérison par le traitement arsenical.

Lucie M..., âgée de 2 ans 1/2, a toujours joui d'une assez bonne santé jusqu'à ce jour. Elle a eu la coqueluche. Elle a avalé une épingle qu'elle rendait quelques jours après dans les garde-robes. Née de parents bien portants, n'ayant aucun diathésique dans ses antécédents, elle a été élevée au sein jusqu'à l'âge de 20 mois. Cependant elle est d'apparence assez chétive, d'un caractère un peu irritable.

Le jeudi, 1er juin 1882, elle fait un faux pas en marchant, accuse un peu de douleur, de la difficulté à marcher, mais le lendemain tout a disparu. Le lundi, 5 juin, l'enfant commence à avoir un peu de difficulté à marcher, en même temps son caractère change, elle devient maussade, de plus en plus irritable, s'agite, crie ou pleure pour rien, elle porte fréquemment sa main à sa tête, et cependant elle dit ne pas en souffrir, elle se frotte les paupières et les ferme à chaque instant. Pendant deux jours, elle a un peu de fièvre qui se traduit par une éruption d'herpès à la lèvre supérieure, puis l'état général rentre dans l'ordre normal, la petite malade mange et dort bien, et n'étaient sa difficulté à se tenir debout et à marcher, l'irritabilité de son caractère, on pourrait la croire exempte de toute affection.

Le médecin appelé auprès d'elle redoute le début d'une méningite tuberculeuse ; il n'y a pas de vomissement, pas de constipation, pas d'irrégularité du pouls, il y a un peu de mâchonnement.

Un autre médecin a les mêmes craintes et cependant il croit aussi à la possibilité des prodromes d'une danse de Saint-Guy.

C'est au milieu des événements que je rapporte, que je suis appelé à remplacer, près de notre petite malade, le Dr Lebreton, et voici les symptômes que je puis démêler en examinant cet enfant qui ne se prête qu'avec les plus grandes peines à notre examen.

14 juin. L'enfant assise sur les genoux de sa mère ne nous reçoit qu'avec répugnance ; veut-on lui parler, la toucher un peu, elle jette des cris, pleure et s'irrite. De temps en temps elle porte ses mains à sa face, et remue la tête, tous symptômes que l'on peut aussi bien mettre sur le compte de son impatience. Si l'enfant est placée à terre et qu'on veuille la faire marcher, on constate des signes très importants. Il n'y a pas d'incoordination des mouvements des jambes, mais une faiblesse telle que l'on croit que la petite malade va s'affaisser et que, le plus rapidement possible, elle se précipite sur sa mère, sur un meuble, sur tout ce qui peut lui procurer un appui ; mais les quelques pas qu'elle a faits ont été des plus incertains ; c'est en pliant les jambes, c'est en titubant qu'elle est arrivée là où elle s'appuie.

Nous prions alors la mère de coucher son enfant et nous procédons à un examen détaillé des phénomènes que l'on peut observer. L'enfant étant dans le décubitus dorsal, la tête appuyée sur l'oreiller s'agite par instants ; les membres inférieurs et supérieurs sont immobiles, mais ils peuvent être remués sans difficulté. Cependant si l'on soulève les jambes en les abandonnant ensuite à elles-mêmes, elles retombent inertes sur le lit. La température y est normale, il n'y a pas d'atrophie. Les réflexes tendineux sont abolis, la sensibilité y est intacte.

Les parents nous racontent que si l'enfant veut prendre un objet, il y a une grande difficulté dans la préhension, et que bientôt elle le laisse échapper. De plus, si elle veut parler, ce n'est qu'avec peine quelquefois, et cette difficulté semble l'irriter encore, quand elle ne trouve pas ses mots. Enfin si elle mange ou boit, il lui arrive fréquemment d'avaler de travers.

Aucun trouble du côté des organes des sens, pas de diplopie, pas de strabisme, pas d'inégalité pupillaire. Il n'y a pas de céphalalgie. La langue a son aspect normal, l'appétit est conservé, pas de vomissements, ni de constipation. La température ne s'élève pas au-dessus dè la normale ; le pouls d'une fréquence modéré est bien régulier. La pression sur la colonne vertébrale ne détermine aucune douleur.

En présence de cet ensemble symptomatique j'écartais tout d'abord la pensée de la méningite tuberculeuse, et, sans grande conviction d'ailleurs, je m'arrêtais au diagnostic de paralysie infantile à début anormal. De plus en raison du groupe de vésicules herpétiques apparues à la lèvre supérieure à l'existence, dans la rue habitée et par notre petite malade, de travaux de voirie, je pensais aussi à la possibilité d'une intoxication paludéenne ; et c'est en me basant sur cet ensemble symptomatique, que je conseillais le traitement suivant :

Calomel à doses fractionnées. — Sulfate de quinine. — Badigeonnages iodés sur la colonne vertébrale.

Je dois avouer que ce traitement eut un insuccès complet et je vis le parésie des membres inférieurs devenir de plus en plus marquée, au point que l'enfant ne pouvait plus quitter le lit, ou qu'on était forcé de la tenir sur les bras. Venait-on à la placer à terre, ses jambes fléchissaient immédiatement, et elle s'affaissait sur place. La difficulté dans la parole augmentait encore, le vocabulaire devenait de plus en plus restreint, enfin la mastication des aliments et leur déglutition devenait aussi plus difficile. Ajoutons que le caractère de l'enfant devenait de plus en plus difficile.

Ce fut au milieu de ce cortège de symptômes que la famille justement inquiète me proposa d'appeler en consultation un de nos maîtres des hôpitaux des enfants, ce que j'acceptais avec empressement.

Comme moi, le médecin consultant pensa à la possibilité d'une paralysie infantile, le pronostic fut réservé et la même médication fut continuée pendant plusieurs jours. Aucune amélioration ne se produisit dans l'état de notre petite malade. Les jambes restèrent toujours aussi flasques, et sans mouvements d'incoordination. Enfin, le 27 juin, j'amenais auprès de cette enfant le Dr Archambault, qui démêla le problème, posa un diagnostic tout en se réservant un peu, mais rassura les parents en portant un pronostic favorable « Ça guérira, disait le savant clinicien, et cependant je ne puis affirmer le diagnostic, tout en croyant beaucoup à la chorée molle ». Ce diagnostic était nouveau pour nous, nous ignorions absolument ce qu'était la chorée molle.

Au risque de me répéter je tiens à bien préciser ici quel était l'état de l'enfant l'orsqu'elle fut visitée par le Dr Archambault : jambes flasques, mais pouvant encore se détacher du plan du lit, sensibilité conservée, pas d'atrophie, abolition des réflexes, pas d'incoordination, membres supérieurs immobiles, mais quand un mouvement était sollicité, un peu d'incoordination et de faiblesse dans la préhension. Si l'enfant était tenue sur les bras de sa mère, la tête était rejetée en arrière et animée en outre de mouvements de contorsion. Du reste l'état général est excellent, pas de fièvre, conservation de l'appétit et du sommeil.

Le Dr Archambault prescrivit l'usage de la liqueur arsenicale de Fowler en commençant par deux gouttes par jour et augmentant d'une goutte par jour. Ce traitement fut parfaitement toléré, l'enfant n'eut ni nausées, ni vomissements ni diarrhée.

Le 11 juillet, l'enfant commence à marcher et le 20 tous les symptômes de paralysie et d'incoordination avaient totalement disparu. Un mois plus tard nous eûmes l'occasion de revoir notre petite malade ; elle était complètement rétablie et il ne restait aucune trace de l'affection qui nous avait tant intrigué auparavant.

OBSERVATION VIII.

Paralysie au début d'une chorée rhumatismale.

(Communiquée par mon collègue Dauchez, interne du service
de M. Labric).

Léger, agé de 14 ans, entre le 20 juillet, salle Saint-Jean n° 12, dans le service du Dr Labric à l'hôpital des Enfants-Malades. Il a déjà fait deux séjours à l'hôpital, une première fois au mois de juin 1882 pour une légère attaque de chorée, sans troubles paralytiques, bientôt suivie d'une endopéricardite rhumatismale des plus graves. Une seconde fois, à la fin de juin 1883, notre petit malade se présente à la consultation pour des douleurs articulaires avec œdème malléolaire, dont il souffre dans les genoux et les mains, à la pointe du cœur bruit de souffle rude correspondant à la systole ventriculaire.

Enfin Léger nous est ramené une 3° fois le 20 juillet. Les renseignements d'ailleurs très précis que donne notre jeune malade sont les suivants : peu de jours après sa rentrée à l'école, de nouvelles douleurs articulaires reparaissaient dans les genoux et les mains ; à peine cette crise fut-elle calmée que l'enfant s'aperçut d'un affaiblissement très marqué des bras et des jambes ; en même temps paraissaient du côté de la langue et du larynx des troubles fonctionnels analogues, savoir : une gêne notable dans les mouvements de la langue l'empêchant de parler, un abaissement très marqué du timbre de la voix.

Bientôt la marche devint impossible et le malade soutenu par deux aides nous est amené ; sa paleur est extrême et sa faiblesse est telle qu'il tombe à terre en arrivant dans la salle.

A la visite du soir, l'enfant se plaint de douleurs qu'il ressent sous forme d'élancements dans les articulations métacarpophalangiennes du côté gauche. Il est à peu près impossible de constater l'incoordination des mouvements de la chorée ; pourtant ceux-ci sont déjà perceptibles au brusque effort que fait l'enfant pour étendre la jambe.

Les mains, la face, et les bras sont absolumeut immobiles au repos ; si l'on provoque des mouvements, il existe bien un peu d'incertitude avant d'arriver au but, mais la faiblesse du membre prime encore les troubles moteurs. Le bras droit peut être levé, mais ne peut pas être soutenu en l'air au delà d'une minute. Quant aux doigts ils sont très inhabiles et surtout très faibles. Il est absolument impossible à l'enfant de tenir entre ses doigts une cuiller, de serrer la main : en outre on note une atrophie très accentuée des masses musculaires de la main avec aplatissement des muscles des éminences thénar et hypothénar. Ceux-ci répondent parfaitement à l'excitation faradique.

Pas d'anesthésie. Il existe plutôt de l'hyperesthésie. Les urines ne renferment pas d'albumine. Apyrexie : température : 38,8.

En somme : parésie très nette des deux jambes, des membres supérieurs, troubles fonctionnels passagers de la langue, amyotrophie des deux mains chez un rhumatisant.

Traitement. — Salicylate de soude 2 gr. Extrait de digitale 0,10.

21 juillet. Même état. En outre quelques mouvements cho-

réiques intermittents symétriques et très légers, grimaces, froncements de sourcils, mouvements imperceptibles d'écartement d'un doigt. Par moments l'enfant soulève un peu le ronc, et remue sans raison les deux jambes dans son lit. Pour percevoir ses mouvements il faut prêter une grande attention ; ils s'accusent d'avantage l'orsqu'on examine le malade. Les nuits son parfaitement calmes.

Le 27. Les mouvements choréiques deviennent très intenses à l'occasion des mouvements intentionnels; ils disparaissent au repos.

Le 25. Extrait de digitale 0,10 centig.

Le 29. Reprise des douleurs articulaires. Salicylate de soude, 4 gr. Baume tranquille sur les articulations douloureuses. Le malade quitte l'hôpital complètement guéri le 25 août. La paralysie et les mouvements choréiques ont disparu.

OBSERVATION IX.

Chorée. Paralysie du début.

(Communiquée par mon collègue Dauchez.)

Pourquet, âgé de 2 ans, entre salle Saint-Jean n° 50, le 20 juillet 1883.

Antécédents héréditaires. — La mère de notre petit malade est vigoureuse, jeune et bien portante, a été choréique pendant six ans, alors qu'elle était enfant, n'a jamais été rhumatisante. Le père de l'enfant non plus.

‣ *Antécédents personnels.* — Nuls, santé toujours bonne. Pas de fièvres éruptives. Pas d'angine.

Il y a six semaines, l'affection pour laquelle cet enfant nous est amené débuta brusquement par un affaiblissement très marqué du bras droit et de la main correspondante devenus inertes : quelques jours après, claudication de la jambe droite, survenue insidieusement sans que la mère ait remarqué de mouvements incoordonnés dans les membres paralysés.

Le croyant paralysé, sa mère nous l'amène et nous constatons ce qu'il suit. Placé sur ses jambes, l'enfant y reste immobile, les jambes écartées, sans oser avancer. Si on l'invite à marcher il essaye, mais inutilement, de soulever le pied ; au bout d'une minute ou deux il fléchit et il tombe si on l'aban-

donne. On peut cependant, en le prenant vivement, le décider
à faire un ou deux pas, mais alors l'enfant soulève rapidement
la jambe et frappe brusquement le sol, tout en perdant l'équi-
libre. On remarque aussi, chaque fois qu'on tend la main à
notre petit malade, un mouvement brusque et rapide d'exten-
sion du bras. Mais il faut prêter une grande attention pour
constater ces désordres du mouvement.

Replacé dans son lit, le petit malade retrouve son calme ha-
bituel.

Cependant si on l'examine attentivement on le voit faire
par moments quelques grimaces très significatives, froncer rapidement le sourcil, etc.

Aucune des masses musculaires n'est atrophiée. La sensibilité est conservée. Rien au cœur.

Traitement. — Hydrate de chloral, 0,50.

25 juillet. Les mouvements choréiques se prononcent davantage. Mais l'enfant reste accroupi pendant la plus grande partie de la journée, se remuant à peine. Hydrate de chloral,
1 gramme.

Cependant peu à peu la paralysie fait place à l'incoordination, mais le malade s'améliore peu à peu et sort guéri à la
fin d'août.

Les cinq observations qui suivent sont extraites d'un
article de Gowers sur la paralysie choréique, publiée
dans le British medical Journal, et qui avait fait l'objet
d'une communication au congrès de l'association britannique tenu à Cambridge en 1880.

OBSERVATION X.

Parésie du bras gauche précédant la chorée.

John F..., 14 ans, demande a être soigné en juillet 1879,
parce qu'il avait « perdu l'usage de sa main gauche ». Ce jeune
garçon offrait les signes caractéristiques de la syphilis hérédi-
taire ; bouche couverte de cicatrices, une incisive en cupule,
cicatrice de vieille ulcération sur la luette, adhérence de l'iris,
signe de choroïdite ancienne dans les deux yeux.

Le bras gauche pendait au côté. Il pouvait encore le remuer en faisant un effort, mais il était beaucoup plus faible que le bras droit, et ce bras droit lui-même était plus faible qu'il n'aurait dû l'être. Cette faiblesse avait commencé à se montrer graduellement environ quinze jours auparavant. Pas de paralysie de la face, ni des jambes. Au premier examen fait, l'on ne découvre ni spasmes (twitchings), ni mouvements choréiques. Les mouvements voulus s'effectuent sans hésitation. Plus tard cependant, en l'observant plus attentivement, l'on put découvrir de temps à autre un petit mouvement convulsif du pouce, ou encore un petit mouvement de pronation dans la main droite, mais non dans la main gauche. Si on lui faisait tenir les deux bras dans une position horizontale pendant quelque temps, il se produisait un petit spasme de temps en temps dans les deux mains.

On prescrivit de l'iodure de potassium et de la strychnine. Au bout d'une semaine le bras gauche était devenu plus fort, il pouvait s'en servir plus facilement. Mais cette médication n'empécha pas qu'il se produisît des spasmes plus violents. Les mouvements spontanés dans le bras droit avaient augmenté d'une façon considérable et offraient maintenant les caractères distincts de la chorée.

Le malade ne revint pas nous voir.

OBSERVATION XI.

Parésie du bras gauche précédant la chorée.

Jeanne P..., fillette de 13 ans amenée le 9 juin 1879, ayant perdu l'usage du bras gauche depuis trois mois. La faiblesse n'a progressé que d'une façon tout à fait graduelle. La main gauche ne conservait plus que la moitié de la face de la main droite, il fut impossible d'y découvrir le moindre mouvement spontané. Cependant on nous raconte qu'au commencement de la maladie elle laissait quelquefois s'échapper les objets de sa main ; mais nous ne pûmes nous assurer qu'il y eût eu des mouvements choréiques bien marqués. On nous dit qu'elle avait eu des rhumatismes aigus à l'âge de quatre ans. Le cœur est sain. Graduellement mais lentement elle recouvre en grande partie la faculté de se servir de son bras ; mais en même temps que la force progressait apparurent aussi de petits mouvements spontanés, qui cependant disparurent ensuite graduellement ; les symptômes de la maladie ne disparurent que quatre mois après le commencement du traitement, de sorte que l'on peut bien se demander si celui-ci a vraiment eu quelque action efficace.

La malade avait pris d'abord de la strychnine, puis de l'arsenic.

OBSERVATION XII.

Parésie du bras gauche dans le cours de la chorée.

Emma D..., 9 ans, entrée en mai 1879. Faiblesse du bras gauche qui pend inerte le long du corps. Elle n'essayait jamais de s'en servir quoiqu'elle pût encore le faire par un petit effort. La faiblesse était survenue d'une façon graduelle quatre mois auparavant, nous ne remarquâmes pas le moindre mouvement spontané, la coordination des mouvements restait parfaite. Cependant lorsqu'elle nous prenait la main on sentait que le mouvement des doigts n'était pas tout à fait égal. Il y avait de légers spasmes dans les jambes, surtout la gauche. En prenant des informations nous apprîmes que pendant les premières semaines de la maladie il y avait eu des mouvements spontanés, mais que ceux-ci avaient diminué au fur et à mesure que la faiblesse augmentait. Il y avait un bruit très rude à la valvule mitrale. On lui donne de la strychnine et au bout d'un mois elle était on peut le dire guérie, quoique la force du bras gauche ne fût pas encore tout à fait égale à celle du bras droit.

OBSERVATION XIII.

Parésie du bras gauche.

Ellen B..., 14 ans, entrée le 15 mars 1880. Perte de la force du bras gauche. La maladie avait commencé d'une façon graduelle. Le bras pendait et elle n'essayait même pas de s'en servir. En faisant un effort elle réussissait à le soulever, mais n'y conservait que très peu de force, et la main était si faible qu'on n'en sentait pas du tout la pression. Jambe forte. La face n'offrait aucun signe de faiblesse, pas de déviation, aucun mouvement dans le bras, mais en le surveillant attentivement pendant quelque temps, on aperçut quelques petits mouvements spasmodiques. On remarqua aussi que la malade poussait de temps à autre des soupirs. Pas de bruits anormaux au cœur. Elle fut soignée chez elle pendant deux mois sans résultats, mais pendant ce temps, il se développait dans le bras droit des mouvements choréiques bien nets, sans perte de force appréciable. Elle fut admise à l'hôpital et son état s'améliora rapidement. Les mouvements du bras droit cessèrent tout à fait et le bras gauche devint beaucoup plus fort, sans pour cela empêcher des spasmes choréiformes bien nets de s'y produire. En trois semaines la force augmenta de 0 à 17 kilogrammes.

OBSERVATION XIV.

Parésie du bras droit.

L. W..., 7 ans, entré à Queen Square Hospital en février 1879, avait graduellement perdu l'usage de sa main droite pendant les deux mois précédents. La main droite était bien évidemment plus faible que la gauche. Pas d'incoordination des mouvements dès à première vue, pas de mouvements choréiformes. Cependant, en l'observant bien attentivement et en particulier, alors qu'il tenait un objet quelconque de sa main droite, on y découvrait un léger mouvement spasmodique de temps en temps. On lui donna donc de la strychnine et son état s'améliora; il recouvra de la force et les mouvements spontanés disparurent. Au bout de deux mois, il était bien.

OBSERVATION XV (résumée).

Paralysie des membres inférieurs à la suite d'une chorée grave.
(Communiquée par mon collègue Renaut, interne des
hôpitaux).

M... Alexandrine, 7 ans 1/2, entrée le 1er mars 1883, salle Blache, à l'hôpital Trousseau. Pas de rhumatisme, rougeole à l'âge de cinq ans. Pas de chorée à la famille. Malade depuis quinze jours, cause inconnue. N'a pas de repos au lit, les mouvements occupent surtout les membres, le tronc et la face ;

ils ont des exacerbations momentanées qui s'accompagnent de cris et de pleurs. La force musculaire est assez conservée, mais l'enfant lâche immédiatement l'objet qu'il tient. Rien au cœur ni aux autres organes.

Le 29 août, les mouvements deviennent moins accentués et l'enfant peut se servir seule.

Le 6 septembre on commence à lever l'enfant, mais elle ne peut se servir de ses jambes qui plient sous elle, lorsqu'on la met à terre. Cette paralysie persiste jusqu'au 25 septembre, époque à laquelle elle commence à marcher. Dès lors, amélioration rapide, tellement que tous les symptômes choréiques ont disparu.

OBSERVATION XVI.

Chorée compliquée de rhumatisme aigu et de paralysie passagère du voile du palais.

(Recueillie par le Dr Jacob, médecin résident à l'infirmerie générale de Leids, placée sous la direction du Dr Cliffard Allbutt).

A. C..., âgée de 14 ans, admise à l'infirmerie le 2 janvier. Elle n'a jamais été robuste, mais était très bien depuis six semaines. Elle n'a jamais eu aucune maladie grave et il n'y a aucun souvenir d'accident, de refroidissement ou de rhumatisme. Depuis six semaines, elle a eu quelques douleurs et rougeur (décrite comme érysipèle), dans le pied gauche ; ce qui se termina en une semaine mais l'avait empêchée de marcher. Après elle commença à avoir des mouvements choréiques des bras et de la jambe gauche qui ont augmenté depuis : bientôt le côté droit commence à se prendre.

A son entrée le 3 janvier, les mouvements choréiques sont continus, mais pas très violents, affectant les deux côtés. Il y a un murmure systolique à la pointe du cœur. La voix est altérée, cependant elle peut répondre aux questions avec difficulté. Elle dort mal la nuit. L'appétit est faible, il y a de la constipation.

Le 10. Même état, pas de sommeil. Le soir à 6 heures, elle commença à être très agitée et ne dormit pas de toute la nuit. Elle prit 15 grains d'hydrate de chloral et 35 de bromure de potassium en trois fois.

Le 12. Elle a reposé la nuit et est mieux le matin.

Le 15. Se plaint de quelques douleurs dans la main droite.

Cet état dura jusqu'au 23, époque à laquelle elle eut une paralysie du voile du palais. Les liquides refluaient par le nez. Cette paralysie ne fut que passagère et dura trois jours.

Le 5 février, elle est complètement guérie et sort le 23.

OBSERVATION XVII.

Chorée aiguë suivie d'un état de paralysie généralisée.

E. R.., âgée de 7 ans, admise le 5 décembre. Elle n'a jamais été robuste et a toujours eu quelque difficulté à parler. Dit avoir eu froid à l'école. Depuis la dernière quinzaine elle a eu des mouvements choréiques constants des deux côtés du corps et a très mal dormi. A son entrée, le 6 décembre, elle a bonne apparence, la coloration bonne, les cheveux bruns. Les mouvements choréiques sont continus et violents. Elle parle avec difficulté et ne peut dire que *yes*. Il n'y a aucun bruit cardiaque. Elle a bien dormi la nuit précédente, mangé avec appétit et ne se plaint d'aucune douleur. L'urine contient des urates, pas d'albumine. On ordonne de l'extrait de ciguë, puis, le 7, une potion au chloral.

Du 9 décembre au 20 janvier, l'agitation continue et la malade est successivement traitée par le chloral, le bromure de potassium et les injections de morphine.

Le 20. Elle est tout à fait calme, mais reste dans un état de paralysie généralisée, quoique partielle. Elle ne semble pas sentir les attouchements ou les piqûres, peut à peine remuer très légèrement les bras, mais ne peut rien saisir. Il n'y a aucun réflexe. Elle ne parle pas, mange et avale bien.

Le 22. Elle paraît plus vivace. Peut dire son nom avec quelque difficulté.

Le 24. Il y a quelque réflexe dans la jambe gauche, rien dans la droite.

Elle peut étendre les jambes, mais non les fléchir.

Le 31. Elle peut se tenir debout avec un aide.

Le 10 février. Elle peut marcher avec un aide. Depuis lors l'amélioration s'accentue chaque jour, et le 25 on l'envoie en convalescence.

Remarques par le Dr Jacob. — Le premier cas montre bien la coexistence de la chorée et du rhumatisme chez le même sujet ; les bruits cardiaques ont été notés avant l'apparition du rhumatisme, à moins que l'accès antérieur de douleurs dans les pieds ait été de nature rhumatismale.

La paralysie passagère du voile du palais établit une connexion entre ce cas et le second. Dans ce dernier cas, nous avons un exemple de phénomènes nerveux qu'on ne voit pas fréquemment. Le cas est intéressant aussi au point de vue thérapeutique, comme montrant l'insuccès des hautes doses de suc de ciguë, et l'avantage obtenu par les doses élevées de bromure de potassium et de chloral.

Observation XVIII.

Chorée (seconde attaque) laissant une parésie des membres.

(Par le Dr Gye. Hôpital des Enfants-Malades.
Great Orment street).

Anna F.., âgée de 9 ans et 5 mois, admise le 9 novembre 1874.

Antécédents. — Père en bonne santé ; mère, n'a jamais eu la danse de Saint-Guy, mais est très nerveuse. Trois autres enfants bien portants. Cette enfant a eu, dit-on, trente te une attaques convulsives de l'âge de 6 à 9 mois ; aucune depuis lors. La mère raconte qu'à cette époque, sa fille eut un écoulement par l'oreille gauche, qui a continué de temps en temps, et a souvent senti mauvais. Elle a eu la scarlatine à 5 ans. La rougeole et la coqueluche à 6 ans, mais depuis lors aucune maladie. La mère assure que l'enfant n'a pas eu de rhumatisme. Il y a deux ans, après avoir été jetée dans une cuve d'eau à l'école, elle est rentrée à la maison en pleurant. Trois semaines après, on remarqua qu'elle remuait la bouche, les mains et une jambe. Elle fut successivement à l'hôpital Saint-Barthélemy et à celui des Enfants pendant neuf mois, mais ne fut guérie qu'à la fin du douzième mois. Dans cette attaque, elle semble être devenue très faible. Après cela, elle resta bien jusqu'à sa maladie actuelle.

Elle était capable de monter, mais avait quelquefois des palpitations.

Elle restait immobile au lit. A l'école, le tapage, dit-elle, lui faisait mal à la tête. Elle demandait à retourner à sa maison, et les enfants l'appelaient idiote et cela l'affligeait.

C'était il y a trois semains. Elle commença alors à remuer, d'abord la bouche, puis les mains, les épaules, les jambes, et d'après la mère des deux côtés également. Jusqu'à il y deux jours elle parle bien, et dort bien; il n'y a aucun trouble des fouctions.

A son entrée. — L'enfant marchait en faisant des zig-zags. Elle tombait, elle remuait le pied droit de temps en temps, remuait constamment les doigts de la main droite, et parfois ceux de la main gauche. Elle tire bien la langue, parle presque naturellement. Cœur limité en haut par le 3e espace, à droite par le bord gauche du sternum, à gauche à un travers de doigt de la ligne mamelonnaire gauche.

L'impulsion cardiaque se fait à un quart de pouce en dehors du mamelon, mais estplus marquée au-dessous du mamelon dans le 4e espace, qu'elle ne soulève pas. Quelquefois le premier temps est redoublé à la pointe, le second bruit pulmonaire est accentué; en outre du dédoublement, il y a des irrégularités dans le rhythme. L'enfant fut mise au lit et, pour la première quinzaine, on prescrivit 3 gouttes de liqueur de strychnine à prendre en trois fois chaque jour; et pour la semaine d'après (la troisième), 3 gouttes de liqueur arsenicale. Après on revint à la strychnine, avec purgatif. Les mouvements n'étaient pas exagérés; la température en général est au-dessous de la normale.

On ne prit aucune autre note jusqu'au 29 décembre; elle était alors couchée: il y avait de légers mouvements de la bouche, du cou, des deux membres supérieurs, à toutes les principales articulations, et un peu à celle du cou-de-pied droit.

Elle articule imparfaitement, souvent elle commence à parler en chuchotant, et est longtemps à s'exprimer; elle tire la langue facilement, mais ne peut la garder dehors. Les mouvements du côté droit sont plus marqués que ceux du côté gauche, mais non violents. Le pouvoir moteur volontaire est certainement moindre à droite qu'à gauche; elle peut lever le bras gauche et le tenir dans cette position plus longtemps que le droit. Quand on lui dit d'élever la jambe, elle est quelque-

ıois incapable de lever la droite ; elle marche plus mal qu'à
son entrée ; il y a un peu d'ataxie, et les jambes sont lancées
avant que les pieds touchent terre, et cela plus à droite qu'à
gauche.

Le 1er janvier. On trouva qu'il n'y avait pas augmentation
de l'irritation galyanique ; mais l'excitabilité faradique était
manifestement diminuée dans les membres inférieurs. On fa-
radisa trois fois par semaine.

Le 1er février. La faiblesse est plus grande. Elle est incapable de se lever une fois sur dix et de s'y tenir. Tous les ma-
tins on donne une douche.

3 février. Après les douches il semble que l'enfant est en
état de mieux remuer ses membres.

4 mars. Les mouvements choréiques sont presque passés, il
y a seulement par instants de légers tremblements des mains,
mais la parésie générale est plus grande qu'elle n'était. Elle
reste encore très faible sur son lit. Elle peut prendre un
morceau de pain dans ses mains, mais ne peut le porter à sa
bouche.

C'est plus pénible que l'incoordination. Il n'y a plus de bruit
cardiaque, mais seulement parfois des irrégularités. Le lan-
gage reste ce que nous avons déjà signalé.

Elle fut envoyée à la convalescence et fut soumise au douches, mais ce ne fut que le 20 mai, plus de six mois après le
début de la maladie, qu'elle fut rétablie.

Nous devons les deux observations qui suivent à l'o-
bligeance du Dr West, qui a bien voulu nous les con-
fier lors d'un voyage que nous fîmes récemment à
Londres. Ces observations, recueillies jour par jour,
seraient un peu longues à reproduire *in extenso*, aussi
avons-nous cru bon de les résumer.

OBSERVATION XIX.

Chorée avec prédominance remarquables de symptômes paralytiques. Amélioration lente.

Elisabeth R..., âgée de 8 ans, admise à l'hôpital le 5 octobre 1881. Les parents jouissaient d'une bonne santé. La mère avait eu autrefois un rhumatisme articulaire aigu. Toute la famille est rhumatisante. Il y a trois autres enfants en bonne santé.

Elisabeth a eu la rougeole et la fièvre scarlatine il y a un an, et après cette fièvre survinrent des douleurs dans les jointures.

Pas d'attaques convulsives pendant la dentition.

Depuis deux mois les doigts sont agités de mouvements convulsifs, elle fait des faux pas en marchant, puis la figure grimace. Son état empire rapidement. Elle n'a jamais eu de rhumatisme et n'a aucun bruit anormal au cœur.

A son entrée : Enfant pâle, mal développée. Pupilles égales et grandes. Les mouvements choréiques des bras, des jambes et de la face ne sont pas très violents. Ce qui frappe surtout, c'est le manque de force. Lorsqu'on l'apporta à l'hôpital, elle reposait inerte dans les bras de sa mère ; la tête pendait en arrière, les bras flasques aux côtés du corps. Il lui était impossible de parler, de s'asseoir sur son lit, de manger seule. Voulait-elle quelque chose, elle ne pouvait le demander et pleurait à chaudes larmes. Cependant lorsqu'elle est au lit, elle peut ployer les jambes. L'amélioration ne se fit que très lentement, et la malade, d'abord soumise à des doses de noix vomique, fut mise ensuite au traitement arsenical.

On l'envoya en convalescence à Highate, mais au bout d'un mois elle eut une rechute qui la retint encore pendant plusieurs mois à l'hôpital. Elle finit enfin par guérir complétement.

OBSERVATION XX.

Chorée molle. Guérison lente.

Lucy F..., fille, 7 ans, admise à l'hôpital le 15 novembre 1872 et sortie le 18 mars 1873. La famille souffre en général de rhumatisme, mais notre malade n'en a jamais eu.

Chorée molle ; pas de lésions cardiaques. Les symptômes de la maladie datent de sept mois. Guérison lente. C'est un cas caractéristique.

Le grand'père mourut de rhumatisme, le père a souvent des attaques. Aucun des membres de la famille n'a eu de chorée, ni d'autres névroses.

L'attaque actuelle a débuté par un changement dans le caractère, suivie de peur, d'irritabilité, puis au bout de trois semaines, apparurent quelques mouvements dans les bras et les yeux. Elle entre à l'hôpital Saint-Barthélemy. Cet état est bien vite suivi de paralysie musculaire, et même c'est cette paralysie qui domine la scène pendant toute la durée de l'affection.

Le 4 février, elle peut à peine se tenir debout, et elle ne peut mouvoir un pied au-devant de l'autre.

Le 10, elle essaye de marcher, elle peut se tenir debout, mais chaque mouvement est incoordonné.

Le 12, la force commence à revenir dans les jambes, mais en même temps les mouvements choréiques s'accusent davantage.

OBSERVATION XXI.

Attaques de chorée multiples. Paralysie transitoire.
(Bull. de thérapeutique, juin 1847).

Bonnet (Anna,) couturière, 25 ans, assez fortement constituée, a eu dans sa première enfance de fréquentes convulsions.

A l'âge de 7 ans et à la suite d'une vive frayeur, elle éprouva une première attaque de chorée qui dura dix-hui mois. La convulsion occupe surtout le côté droit ; le côté gauche est très notablement affaibli.

A 9 ans 1/2, seconde attaque qui dura quatre mois, avec prédominance de la convulsion à droite, affaiblissement très grand du bras et de la jambe gauches.

A 10 ans, nouvelle attaque du même côté et qui dure deux mois.

A 12 ans, quatrième attaque qui dure six semaines, toujours du même côté, avec faiblesse extrême du côté gauche.

A 13 ans, autre attaque qui dure deux mois. Enfin à 14 ans,

sixième attaque qui dure sept semaines, avec prédominance des mouvements convulsifs à droite. Le côté gauche est complètement paralysé et reste dans cet état pendant quatre mois.

Pendant ces attaques, la malade n'avait jamais eu de délire, mais la mémoire paraissait singulièrement affaiblie. Elle éprouvait sous l'influence des moindres contrariétés des accidents hystériformes à la suite desquels la faiblesse du côté gauche s'exagérait,

Après quatre mois de paralysie, les règles s'établissent pour la première fois ; la paralysie disparaît avec une extrême rapidité. Pendant neuf ans les règles continuent à paraître régulièrement ; aucun accident nerveux grave ne survient. Mais après ce temps et au milieu d'une époque menstruelle, les règles se suppriment à l'occasion d'une très vive contrariété. La malade reste six semaines indisposée, éprouvant des agitations nerveuses continuelles. A la suite d'une saignée, elle est prise d'une attaque hystérique qui amène immédiatement une paralysie complète du côté gauche. Portée à l'Hôtel-Dieu elle reste trois jours sans connaissance. La bouche était déviée, les mouvements et la sensibilité tout à fait abolis, mais l'intelligence parfaitement conservée. Ce ne fut qu'après trois jours que la malade commença à remuer le bras ; elle ne put essayer de marcher qu'après quinze mois. Les règles supprimées pendant tout ce temps s'étant alors rétablies, la paralysie se modifia bien rapidement. Après deux mois environ, le bras gauche avait recouvré tous ses mouvements, mais la jambe traînait encore un peu.

Deux mois après, la jambe elle-même était revenue à l'état normal. Depuis ce moment, c'est-à-dire depuis cinq mois environ, aucun accident nerveux ne s'est reproduit, les règles sont venues fort régulièrement, et la malade a pris à chaque époque menstruelle les précautions nécessaires pour n'en point interrompre le cours ou même pour augmenter la quantité du flux sanguin.

Observation XXII.

Parésie à droite.

(Communiquée par le Dr Gaucher, chef de clinique).

Jean G..., 9 ans, entré le 25 mars 1879, salle Saint-Louis, à l'hôpital des Enfants-Malades,

Pas d'antécédents rhumatismaux.

Déjà soigné deux fois pour la chorée.

Chorée des deux côtés surtout à droite, depuis six semaines un peu de *parésie* de la jambe droite, pas d'anesthésie.

Cœur avec souffle au premier temps à la pointe ; se propageant dans l'aisselle.

Souffle vasculaire continu avec redoublement.

Traité par l'arséniate de soude, sort guéri le 11 mai.

Observation XXIII.

Parésie gauche.

(Communiquée par le Dr Gaucher).

Legay (Victoire), âgée de 11 ans, entrée le 25 mars 1879, à la salle Sainte-Geneviève, hôpital des Enfants-Malades.

Seconde atteinte. La première fois malade pendant un mois.

Pas de rhumatisme, ni de scarlatine.

Parésie du côté gauche. Mouvements peu marqués.

Sort guéri le 6 avril.

Observation XXIV.

Paralysie précédant une chorée rhumatismale.

(Par le Dr Rockwell. In New-York Med. Journ.)

Alfred B..., âgé de 8 ans, me fut envoyé le 11 février 1882, par le Dr William, C. Wile, de Sandy Hoock.

L'année passée (février 1883), il eut une attaque de rhumatisme articulaire aigu, qui atteignit les articulations du côté droit plus que celles du côté gauche. Comme l'état inflammatoire se calmait, il se trouva qu'il eut alors une paralysie très marquée des membres du côté le plus atteint, et au bou de trois semaines les membres paralysés, en même temps que les muscles de la face, commencèrent à être animés de mouvements choréïques. A la même époque, sous mes yeux, la jambe et le bras droits furent très faibles, et le désordre si marqué qu'il ne pouvait porter un verre d'eau à sa bouche sans en renverser. Selon les parents, le pouvoir de coordination était affaibli également des deux côtés au début de la maladie. La parole était quelquefois hésitante, et la pupille droite dilatée.

L'exploration révélait un murmure systolique, dû probablement à la valvule nitrale, et remarquable par son inconstance, disparaissant et reparaissant sans cause appréciable. On le traita par des pulvérisations d'éther, l'administration de l'extrait de ciguë, et les courants continus.

La guérison survint au bout de dix semaines.

CONCLUSIONS.

1° Il y a dans là chorée des troubles paralytiques plus ou moins complets ou étendus.

2° Ces troubles paralytiques peuvent se montrer au début de la chorée, constituer toute la maladie, c'est la *chorée molle*, ou bien être suivis de mouvements incoordonnés ; ils peuvent survenir dans le cours ou à la fin de la chorée.

3° Le pronostic est bénin ; la paralysie guérit toujours.

4° Le traitement qui semble préférable est le traitement arsenical, enfin et surtout il faudra recourir à une médication tonique.

INDEX BIBLIOGRAPHIQUE

GOWERS. — De la chorée paralytique. Brit. med. Journal, 23 avril 1881.

ROCKWELL. — Un cas de chorée rhumatismale, précédée de phénomènes paralytiques, chez un enfant de 8 ans. New-York med. Journ., août 1882.

SOUTWORTH. — Chorea paralytica. Detroit Lancet, 1879-1880.

R.-B. TODD. — Clinical lectures on paralysis. London, 1856.

CH. WEST. — Leçons cliniques sur les maladies des enfants, traduites par le Dr Archambault,

S. WILKS. — Lectures on diseases of the nervous system.

E.-G. JANEWAY. — Chorée paralytique. Philadelphia med. Times, 10 mai 1879.

REP. OF HOSP. PRAC. — 4 cas de chorée ; 3 suivis de paralysie des membres plus ou moins complète. Med. Times and Gaz., mai 1878.

J. SIMON. — Art. Chorée, du Dict. de médecine et de chirurgie pratiques.

RAYMOND. — Art. Danse de Saint-Guy, du Dict. des sciences médicales.

TROUSSEAU. — Cliniques médicales.

CADET DE GASSICOURT. — Leçons sur les maladies des enfants.

BOUTEILLE. — Traité de la chorée, 1810. Paris.

Paris. — A. PARENT, imp. de la Fac. de médec., A. DAVY, successeur, 52, rue Madame et rue M.-le-Prince, 14.

www.ingramcontent.com/pod-product-compliance
Ingram Content Group UK Ltd.
Pitfield, Milton Keynes, MK11 3LW, UK
UKHW022346130726
13694UKWH00006B/1273